Kohlhammer

Bernd Sanner
Stephanie Lamwers

Schnarchen und Schlafapnoe

Rat und Hilfe für Betroffene und Angehörige

Verlag W. Kohlhammer

Dieses Werk einschließlich aller seiner Teile ist urheberrechtlich geschützt. Jede Verwendung außerhalb der engen Grenzen des Urheberrechts ist ohne Zustimmung des Verlags unzulässig und strafbar. Das gilt insbesondere für Vervielfältigungen, Übersetzungen, Mikroverfilmungen und für die Einspeicherung und Verarbeitung in elektronischen Systemen.

Die Wiedergabe von Warenbezeichnungen, Handelsnamen und sonstigen Kennzeichen in diesem Buch berechtigt nicht zu der Annahme, dass diese von jedermann frei benutzt werden dürfen. Vielmehr kann es sich auch dann um eingetragene Warenzeichen oder sonstige geschützte Kennzeichen handeln, wenn sie nicht eigens als solche gekennzeichnet sind.

Alle Rechte vorbehalten
© 2010 W. Kohlhammer GmbH Stuttgart
Gesamtherstellung:
W. Kohlhammer Druckerei GmbH + Co. KG, Stuttgart
Printed in Germany

ISBN 978-3-17-020831-5

Inhalt

1 Was ist Schlaf? 7
2 Der gestörte Schlaf 11
3 Schnarchen und Schlafapnoe 16
4 Zentrale Schlafapnoe 30
5 Folgeerkrankungen der Schlafapnoe 35
6 Welche weiteren schlafmedizinisch bedeutsamen Erkrankungen gibt es? 44
7 Schlafstörungen bei Kindern 55
8 Wie können Schlafstörungen diagnostiziert werden? 58
9 Welche Therapiemöglichkeiten der Schlafstörungen gibt es? 70
10 Wie sieht die weitere Behandlung aus? 83
11 Begutachtung in der Schlafmedizin 88
12 Fahrerlaubnis und Versicherungsschutz 93
13 Wie verhalte ich mich in meiner Umgebung? 98

Erklärung von Fachausdrücken 102

Adressen 105

Literaturauswahl 111

1 Was ist Schlaf?

Der Mensch verbringt ein Drittel seines Lebens im Schlaf. Während Anfang des 20. Jahrhunderts die Deutschen im Durchschnitt noch neun Stunden pro Tag schliefen, liegt die mittlere Schlafzeit heute bei knapp über sieben Stunden. Eine große Untersuchung zum Thema Schlaf und Gesundheit wurde von dem kalifornischen Psychiater Dan Kripke durchgeführt und im Jahre 2002 veröffentlicht. Er befragte mehr als 1 Mio. Menschen zu ihren Schlafgewohnheiten und analysierte nach sechs Jahren, wie die Sterblichkeit in Abhängigkeit von der Schlafdauer aussah. Er konnte aufzeigen, dass unter den Studienteilnehmern die Sterblichkeitsrate am niedrigsten bei denen war, die im Mittel sieben bis acht Stunden schliefen, während sie sowohl bei Langschläfern (mehr als zehn Stunden Schlafdauer) als auch bei Kurzschläfern (weniger als vier Stunden Schlafdauer) deutlich höher lag. Langschläfer hatten nach dem Beobachtungszeitraum von sechs Jahren ein um das 1,5- bis 2-fache und Kurzschläfer sogar um das 2,5-fache erhöhtes Sterblichkeitsrisiko. Die Ursachen der erhöhten Sterblichkeit der Kurz- und Langschläfer konnten in der genannten Untersuchung nicht geklärt werden; denkbar ist aber, dass schlafbezogene Erkrankungen, die diesen Schlafmustern zugrunde liegen, verantwortlich sind.
Der Mensch und praktisch alle Tiere müssen schlafen. In Akutsituationen kann der Mensch jedoch auch längere Zeit ohne Schlaf auskommen; den aktuellen Weltrekord hält der Brite Tony Wright, der 266 Stunden am Stück wach bleiben konnte. Kurze Phasen von Schlafentzug können – z. B. in der Behandlung von Depressionen – durchaus mit Erfolg als therapeutisches Mittel eingesetzt werden. Akute Phasen längeren Schlafentzugs führen aber zu Störungen vor allem der psychischen Gesundheit. Anfangs herrscht noch Euphorie, dann entwickelt sich jedoch zunehmend eine Situation mit starker Gereiztheit, im Folgenden treten dann Wahnideen und Halluzinationen auf. Die akuten physischen Symptome sind demgegenüber eher von untergeordneter Bedeutung: Die Augen brennen, die Augenlider werden schwer, es treten Zittern, Gefühlsstörungen und Gliederschmerzen auf. Bei chronischem Schlafmangel über Wochen, Monate oder Jahre entwickeln sich

allerdings zum Teil dramatische physische und psychische Störungen, die oftmals nicht mehr reversibel sind.

Entgegen der allgemein herrschenden Auffassung handelt es sich beim Schlafen nicht um einen passiven Zustand, sondern um eine Phase hoher geistiger Aktivität. Eine Vielzahl von Körperrhythmen und die meisten Hormonsysteme sind an den Funktionszustand Schlaf gekoppelt. Außerdem ist davon auszugehen, dass eine wichtige Funktion des Schlafes darin besteht, dass Erlerntes verarbeitet und mit bereits bestehenden Gedächtnisinhalten verknüpft wird.

Welche Gehirnstrukturen sind am Schlaf beteiligt?

Dem Hypothalamus kommt als wichtigstem »Steuerzentrum« im Zentralnervensystem eine Schlüsselrolle im Schlafablauf zu. Dieser Teil des Gehirns ist dafür verantwortlich, dass es eine sogenannte zirkadiane Periodik (d. h. einen sich täglich wiederholenden Rhythmus) und eine Schlaf-Wach-Regulation gibt. Der Hypothalamus kann von einer Vielzahl von Hirnregionen, aber auch von externen Reizen wie z. B. Licht und Nahrungszufuhr beeinflusst werden. Er synchronisiert aber nicht nur den Schlaf, sondern steuert auch andere Rhythmen wie die Körpertemperatur und eine Vielzahl von Hormonsystemen.

Bei den meisten Menschen deckt sich der vom Körper vorgegebene Rhythmus mit den äußeren Zeitgebern Tag und Nacht bzw. Helligkeit und Dunkelheit, d. h. es liegt ungefähr ein innerer 24-Stunden-Rhythmus vor. Wird eine Person von äußeren Zeitgebern isoliert, lässt sich erkennen, ob eine Abweichung von der 24-Stunden-Periodik besteht. Bei nur leichten Abweichungen (d. h. ungefähr im Bereich von 23 bis 27 Stunden) kann der Körper sich problemlos anpassen. Bei einer starken Abweichung der inneren Zeitgeber vom 24-Stunden-Rhythmus können ausgeprägte Störungen – meist in Form von schweren Ein- und Durchschlafstörungen oder einer Tagesschläfrigkeit – auftreten (sogenannte Störungen des zirkardianen Rhythmus).

Die Schlafstruktur

Der Schlaf beim Gesunden weist eine typische Struktur auf (**Abb. 1**). Üblicherweise kommt es nach dem Hinlegen und einer kurzen Phase des Wach-

Die Schlafstruktur

seins zum Einschlafen. Hierbei werden die Schlafstadien Non-REM 1, 2 und 3 durchlaufen. Non-REM 1 und 2 entsprechen dem Leichtschlaf, Non-REM 3 dem Tiefschlaf. Die erste Phase von Non-REM-Schlaf dauert ungefähr 75 Minuten. Dann schließt sich eine Phase von sogenanntem »REM-Schlaf« an, der ungefähr 15 Minuten andauert. Diese Einheit aus Non-REM- und REM-Schlaf ist bezüglich ihrer Dauer individuell relativ konstant und wiederholt sich in der Nacht mehrfach (im Schnitt 5mal), wobei im Laufe der Nacht die Tiefschlafanteile deutlich abnehmen und die REM-Schlafanteile entsprechend länger werden.

Das Charakteristische des REM-Schlafes ist, dass hierbei schnelle Augenbewegungen stattfinden (REM = rapid eye movement), während die Skelettmuskulatur fast völlig erschlafft, so dass jeder Schläfer in dieser Schlafphase mit Ausnahme der Atemmuskulatur faktisch gelähmt ist.

Das Verhältnis von Non-REM- und REM-Schlaf ist bei Neugeborenen noch ungefähr 50 : 50 %, Erwachsene verbringen im Durchschnitt nur noch 25 % im REM-Schlaf. Auch reduziert sich die Schlafdauer im Laufe des Lebens: So haben Neugeborene eine Schlafdauer von ca. 16 Stunden, Sechsjährige von zehn Stunden und Erwachsene von knapp über sieben Stunden pro Tag.

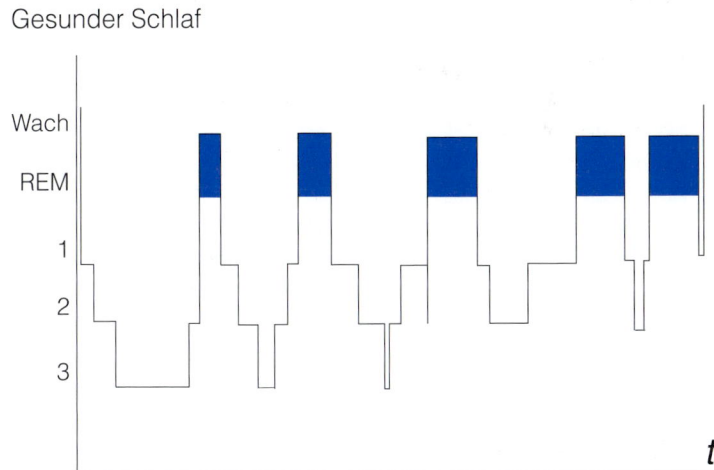

Erkennbar ist der zyklische Ablauf der Schlafstadien während der Nacht.
Abbildung 1:   Schlafprofil eines gesunden Erwachsenen

Warum träumen wir?

Werden Menschen im REM-Schlaf geweckt, so können sie fast regelhaft über Träume berichten. Mittlerweile ist jedoch erwiesen, dass Träume nicht nur im REM-, sondern auch im Non-REM-Schlaf vorkommen. Die Trauminhalte im Non-REM-Schlaf sind meist bedeutungsschwerer, wenn auch weniger aktionsgeladen. Einige Untersuchungen zeigen, dass die Träume im Tiefschlaf weniger bildhaft und mehr in Form von Gedanken auftreten. Da im Tief- und vor allem im REM-Schlaf die Muskulatur gewissermaßen gelähmt ist, können (glücklicherweise) die Trauminhalte nicht physisch ausgelebt werden.

Die Schwierigkeit der Traumforschung liegt in der flüchtigen Natur der Träume. Die meisten Menschen erleben ihre Träume zwar oft intensiv, die Trauminhalte entgleiten ihnen jedoch schnell, und es bleibt nach dem Aufwachen nur eine Art benebelter Erinnerung. Möglicherweise ist der Sinn und Zweck von Träumen neben dem Verarbeiten von Erlebtem auch das »Vergessen«, d. h. es unterstützt die Bewältigung vergangener Ereignisse. Natürlich werden einerseits neue Eindrücke mit älteren, bereits bestehenden Gedächtnisinhalten verarbeitet und verknüpft. Andererseits zeigen auch wissenschaftliche Untersuchungen an der Fruchtfliege Drosophila auf, dass Nervenverbindungen zurückgebildet werden, die sich im Wachzustand aufgebaut haben. Hierbei handelt es sich dann vermutlich um überflüssige Verknüpfungen, die nur unnötig Hirnkapazität beanspruchen würden. Träume und Schlaf haben somit also eine aufräumende Funktion für das Gehirn. In der Naturwissenschaft geht man außerdem davon aus, dass Träume wesentlich für die Gehirnreifung sind. In der Psychoanalyse gibt es verschiedene Ansätze zur Interpretation des Träumens. So ist für Sigmund Freud der Traum wichtig zur Wunscherfüllung, also auch ein Mittel des Unbewussten, z. B. um unterdrückte oder nicht ausgelebte Libido deutlich zu machen. Er geht davon aus, dass jeder Traum einen Sinn und psychischen Wert hat. Nach Meinung des Psychoanalytikers Jung dienen Träume im Wesentlichen der Aufarbeitung von Alltagsproblemen. So schreibt er: »Träume sind unparteiische, der Willkür des Bewusstseins entzogene, spontane Produkte der unbewussten Seele. Sie sind reine Natur und deshalb von unverfälschter, natürlicher Wahrheit.«

2 Der gestörte Schlaf

Es ist schwierig, gesunden und gestörten bzw. krankhaften Schlaf eindeutig zu definieren. Der Grund dafür ist, dass die Übergänge zwischen beiden fließend sind.
Von *gutem Schlaf* spricht man dann, wenn der Schlaf ungestört ist und dazu führt, dass sich der Schläfer tags darauf ausgeruht und wach fühlt *Gestörter Schlaf* liegt bei dem vor, der nachts häufig aufwacht, die Hälfte der Wochentage länger als 30 Minuten zum Ein- oder Wiedereinschlafen benötigt *und* tagsüber in seiner Leistungsfähigkeit eingeschränkt ist. Ferner liegt er bei dem vor, der den Schlaf als subjektiv schlecht empfindet, und bei dem, der trotz eines subjektiv als gut empfundenen Schlafes ein schlechtes Tagesbefinden hat (Müdigkeit, Abgeschlagenheit, Konzentrationsstörungen, verminderte Leistungsfähigkeit), und es sich anhand von Untersuchungen zeigt, dass dafür der Nachtschlaf verantwortlich ist.
Den gesündesten Schlaf zeigen in der Regel junge Erwachsene. Demgegenüber sind bei einer Vielzahl älterer Menschen die Schlafqualität und -tiefe beeinträchtigt. Bei Säuglingen und gelegentlich auch noch bei älteren Kindern liegen unregelmäßige Schlafmuster vor, die sich erst noch entwickeln müssen.

Welche Erkrankungen des Schlafes gibt es?

Aufgrund einer internationalen Vereinbarung werden Schlafstörungen nach der »International Classification of Sleep Disorders« (ICSD) eingeteilt. Mittlerweile sind 81 klar definierte Schlaferkrankungen bekannt. Die erste Klassifikation von Schlafstörungen erfolgte im Jahre 1991, aufgrund des Wissenszuwachses folgte eine Neufassung im Jahre 2005 in Form der ICSD-2-Klassifikation der American Academy of Sleep Medicine (AASM). Diese Klassifikation beschreibt alle aktuell bekannten Schlaf- und Aufwachstörungen. Die Schlafstörungen werden hier in insgesamt sechs Hauptkategorien aufgeteilt. Über die Hauptkategorien hinaus werden zwei Sammelkategorien und zwei Appendices benannt (**Übersicht 1**):

Übersicht 1: ICSD-2-Klassifikation: Einteilung der Schlafstörungen in 6 Hauptkategorien, 2 Sammelkategorien und 2 Appendices

1. Insomnien
2. Schlafbezogene Atmungsstörungen
3. Hypersomnien zentralnervösen Ursprungs
4. Störungen der zirkardianen Rhythmik
5. Parasomnien
6. Schlafbezogene Bewegungsstörungen
7. Einzelne Symptome, Normvarianten und ungelöste Fragestellungen
8. Andere Schlafstörungen
9. Appendix a):
   Schlafstörungen, die assoziiert mit andernorts klassifizierbaren organischen Erkrankungen auftreten
10. Appendix b):
    Psychiatrische und verhaltensbedingte Störungen, die in der schlafmedizinischen Differenzialdiagnostik häufig vorkommen.

1. Insomnien

Synonyme für »Insomnie« sind »Schlaflosigkeit« oder »Ein- und Durchschlafstörungen«. Eine Insomnie ist definiert als wiederholtes Auftreten von Problemen bezüglich des Ein- und Durchschlafens, der Schlafdauer oder der Schlafqualität, die trotz ausreichend zur Verfügung stehender Zeit und Möglichkeit zum Schlafen auftreten und zu einer Beeinträchtigung des Befindens am Tage führen. Unter der Kategorie Insomnie findet sich eine Vielzahl von Krankheiten, die mit dem Leitsymptom Insomnie einhergehen. Hierzu zählen die psychophysiologische Insomnie (**Kapitel 6**) – diese gehört zu den häufigsten Schlafstörungen überhaupt – aber auch inadäquate Schlafhygiene, Insomnie durch Medikamente und die akute Insomnie (sog. Schlafanpassungsstörung).

2. Schlafbezogene Atmungsstörungen

Schlafbezogene Atmungsstörungen sind Störungen der Atmung, die im Schlaf auftreten und wiederum selbst störend auf diesen wirken und damit seine Funktion beeinträchtigen. Dies äußert sich meist in Form von Tagesmüdigkeit oder Tagesschläfrigkeit.

In dieser Kategorie werden die zentralen Schlafapnoe-Syndrome (**Kapitel 4**), die obstruktiven Schlafapnoe-Syndrome (**Kapitel 3**) und die sogenannten schlafbezogenen Hypoventilations- und Hypoxämie-Syndrome zusammengefasst (**Kapitel 3**).

3. Hypersomnien zentralnervösen Ursprungs

Hypersomnie bezeichnet eine vermehrte Schläfrigkeit oder einen erhöhten Schlafbedarf. Zur Gruppe der Hypersomnien zählen die sogenannte Narkolepsie, die idiopathische Hypersomnie, die Hypersomnie durch Medikamente oder die organische Hypersomnie (**Kapitel 6**).

4. Störungen der zirkardianen Rhythmik

Eine Störung der zirkardianen Rhythmik tritt dann auf, wenn eine Diskrepanz zwischen der inneren Schlaf-Wach-Rhythmik und den äußeren Zeitgebern bzw. den sozialen Anforderungen besteht. Deshalb zählen zu dieser Kategorie nicht nur die sogenannte verzögerte oder vorverlagerte Schlafphasenstörung, unregelmäßige Schlaf-Wach-Muster oder ein freilaufender Rhythmus, sondern auch Jetlag und zirkardiane Rhythmusstörungen bei Schichtarbeit, durch körperliche Erkrankungen oder durch Medikamente.

5. Parasomnien

Parasomnien sind ungewollte Ereignisse oder Verhaltensweisen, die streng an den Schlaf gekoppelt sind, entweder an bestimmte Schlafstadien oder den Übergang zum Schlaf oder zum Aufwachen bzw. beim Schlafstadienwechsel. Sie sind Ausdruck von schlafabhängigen Aktivierungen des Muskelsystems oder des Nervensystems und zeigen sich klinisch durch körperliche Symptome und Verhaltensweisen.

Die Parasomnien werden unterteilt in sogenannte Non-REM-Schlaf-gebundene Parasomnien: Hierzu zählen die Schlaftrunkenheit, das Schlafwandeln oder der Pavor nocturnus (**Kapitel 7**). Darüber hinaus gibt es die REM-Schlaf-gebundenen Parasomnien: Zu diesen zählen die REM-Schlaf-Verhaltensstörung, die sogenannte isolierte Schlaflähmung und Albträume. Als dritte Gruppe gibt es die Parasomnien, die an kein bestimmtes Schlafstadium gebunden sind, wie das schlafbezogene Einnässen (Enuresis nocturna) oder schlafbezogene Essstörungen.

6. Schlafbezogene Bewegungsstörungen

Schlafbezogene Bewegungsstörungen werden als im Schlaf vorkommende, oftmals stereotype Bewegungen, welche ihrerseits die Qualität des Schlafes stören, definiert. Hierzu zählen das Restless-Legs-Syndrom (**Kapitel 6**), das Periodic Limb Movement-Syndrom (**Kapitel 6**), aber auch nächtliche Wadenkrämpfe oder Bruxismus (Zähneknirschen oder Zusammenbeißen der Zähne).

7. Isolierte Symptome, offensichtliche Normvarianten und ungelöste Probleme

Unter der Sammelkategorie »Isolierte Symptome, offensichtliche Normvarianten und ungelöste Probleme« werden diejenigen Auffälligkeiten zusammengefasst, die keinen erkennbaren Krankheitswert haben. Hierzu zählen Langschlafen, Kurzschlafen, Schnarchen und Sprechen im Schlaf, Einschlafzuckungen oder andere schlafbezogene Muskelaktivitäten wie der benigne (d. h. gutartige) Schlafmyoklonus (Muskelzuckungen) im Kindesalter.

8. Andere Schlafstörungen

Unter der Kategorie »Andere Schlafstörungen« werden diejenigen Schlafstörungen zusammengefasst, die nicht einer der sechs Hauptkategorien zugeordnet werden können, z. B. bewegungsbedingte Schlafstörungen und solche, die nicht durch Medikamente oder Substanzen oder bekannte körperliche Erkrankungen hervorgerufen werden.

9. Appendix a)

In Appendix a) werden einige organische Erkrankungen genannt, die typischerweise mit Schlafstörungen einhergehen. Diese Gruppe beinhaltet die schlafbezogene Epilepsie, den schlafbezogenen Kopfschmerz, den schlafbezogenen gastro-oesophagealen Reflux (also den Rückfluss von Magensäure in die Speiseröhre), die schlafbezogene kardiale Ischämie (Minderversorgung des Herzens mit Sauerstoff) oder schlafbezogene Erstickungsanfälle, darüber hinaus die Fibromyalgie.

10. Appendix b)

Der Appendix b) subsummiert psychiatrische Erkrankungen, die in der schlafmedizinischen Differenzialdiagnostik häufig vorkommen, wie Angsterkrankungen, Schizophrenien oder Persönlichkeitsstörungen.

3 Schnarchen und Schlafapnoe

Schnarchen ist ein Geräuschphänomen, das in aller Regel während der Einatemphasen im Schlaf auftritt. Nicht jedes Schnarchen ist als krankhaft einzustufen.

Die *Ursache des Schnarchens* ist ein Vibrieren im Bereich der oberen Atemwege, das durch den vermehrten Luftfluss in der Einatemphase ausgelöst wird. Ist das Schnarchen lediglich ein Geräuschphänomen, das nicht zu messbaren Veränderungen des Herz-Kreislaufsystems oder der Schlafstruktur führt, ist es als harmlos zu klassifizieren und wird *primäres oder kompensiertes Schnarchen* genannt. Krankheitswert kann diese Form des Schnarchens jedoch dadurch erhalten, dass es den Partner während des Schlafes stört. Atemgeräusche, die durch Einengungen der Atemwege im Bereich der Nase, des Kehlkopfes oder innerhalb der Lunge, in der Luftröhre (Trachea) oder in den Bronchien entstehen, werden nicht als Schnarchen bezeichnet.

Das Schnarchgeräusch entsteht im sog. Pharynx, dem Rachen oder Schlund. Der Pharynx ist 12 cm lang und ein muskulärer Schlauch, der vom harten Gaumen bis zum Kehlkopf reicht. An Aufbau und Funktion des Pharynx sind 22 Muskeln beteiligt. Diese ermöglichen das Schlucken und unterstützen die Atmung und das Sprechen. Hierbei handelt es sich um höchst komplexe Vorgänge, die neural, also von Nerven, gesteuert werden. Die neurale Aktivierung der Pharynxmuskulatur nimmt im Schlaf ab, so dass die Gefahr eines Kollapses der im Wachzustand vorhandenen Muskelspannung erhöht wird. Zum Teilkollaps und damit zum Schnarchen kommt es, wenn eine anatomische Prädisposition besteht und/oder die neurale Pharynxaktivierung gestört ist. Zu den prädisponierenden Faktoren zählen Fetteinlagerungen im Rachenbereich bei Übergewicht oder andere anatomische Veränderungen, z. B. Rückverlagerung des Unterkiefers, vergrößerte Tonsillen oder Adenoide (Gaumen- oder Rachenmandeln), eine zu große Uvula (Zäpfchen) oder eine zu große Zunge (Makroglossie), die zu einer Engstellung der oberen Atemwege führen. Ein geöffneter Mund erhöht die Kollapsneigung und begünstigt damit Schnarchen. Mundatmung ist aber

3 Schnarchen und Schlafapnoe 17

keine Voraussetzung für Schnarchen, da der Atemwegskollaps auch bei geschlossenem Mund auftreten kann. Zu einer Fehlsteuerung von Seiten des Gehirns kann es durch das Trinken von Alkohol oder die Einnahme von Beruhigungsmitteln (Sedativa und Hypnotika) oder Narkosemitteln (Anästhetika) kommen.

Eine Engstellung im Bereich der Atemwege oder ein verstärkter Unterdruck im Brustraum können eine Verminderung des Luftflusses, sogenannte *Hypopnoen* (**Abb.** 2), bewirken. Kommt es zum totalen Kollaps der oberen Atemwege, ist also die Obstruktion komplett, hat dies ein Sistieren (Stillstand) des Luftflusses an Nase und Mund zur Folge; man spricht dann von einer *Apnoe*. Von einer Apnoe spricht man, wenn der Luftfluss um mehr als 75 %, von einer Hypopnoe, wenn der Luftfluss um mehr als 50 % und weniger als 75 % des Ausgangswertes reduziert ist. Apnoen können unter Umständen länger als zwei Minuten andauern. Nach den offiziellen Diagnosekriterien dürfen Apnoen und Hypopnoen, die eine Dauer von weniger als 10 Sekunden haben, nicht für die Klassifikation herangezogen werden. Es ist jedoch bekannt, dass auch diese Apnoen und Hypopnoen Krankheitswert haben können.

Beendet werden Phasen mit erhöhten Atemwegswiderständen, also Hypopnoen und Apnoen, üblicherweise durch eine kurze Weckreaktion des Gehirns (Arousal). Diese Weckreaktionen bewirken eine Störung der Schlafstruktur und als Folge kann häufig dokumentiert werden, dass die Betroffenen zu wenig Tief- und Traumschlaf haben (**Abb.** 3). Sie können auch zu bewusstem Erwachen führen, ohne dass der Betroffene merkt, warum er in der Situation erwacht.

Die Kollapsneigung des Pharynx kann durch Bestimmung des kritischen Verschlussdruckes (P_{crit}) gemessen werden. P_{crit} ist definiert als der Druck im Pharynx, der nötig ist, um dessen Verschluss und damit eine obstruktive Apnoe zu verursachen. Im Wachzustand bewirkt eine reflektorische, über das neurale Netzwerk gesteuerte Anspannung der Pharynx-Muskulatur, dass nur sehr stark negative Druckwerte (unter −50 cm H_2O) den Pharynx gesunder Menschen zum Kollaps bringen. Im Schlaf ist diese neurale Aktivierung jedoch abgeschwächt. Daher reichen schon leichte subatmosphärische Druckwerte aus, um die Atemwege kollabieren zu lassen: Der kritische Verschlussdruck liegt beim gesunden Nicht-Schnarcher ungefähr bei -13 cm H_2O, beim Schnarcher bei −7 cm H_2O, bei Patienten mit obstruktiver Hypopnoe bei −2 cm H_2O und bei Patienten mit obstruktiver Apnoe sogar meist im positiven Bereich, bei + 2 cm H_2O. Das bedeutet, dass normale Atmung beim Gesunden im Schlaf in aller Regel nicht zum Kollaps der oberen Atemwege führt. Bewirken aber externe Faktoren, wie z. B. Medikamente oder Alkohol, einen akuten Anstieg des kritischen Verschlussdruckes, kann bereits normale Atmung mit nur leicht negativen Druckwerten in den oberen Atemwegen in der Einatmungsphase in einer bestimmten Körperposition (z. B. in Rückenlage) oder in einem Schlafstadium mit reduziertem Muskeltonus, also dem Tief- oder vor allem dem REM-Schlaf, Schnarchen oder Atempausen (Apnoen) auslösen. Bei Patienten mit obstruktiver Apnoe kollabieren die Atemwege im Schlaf selbst bei

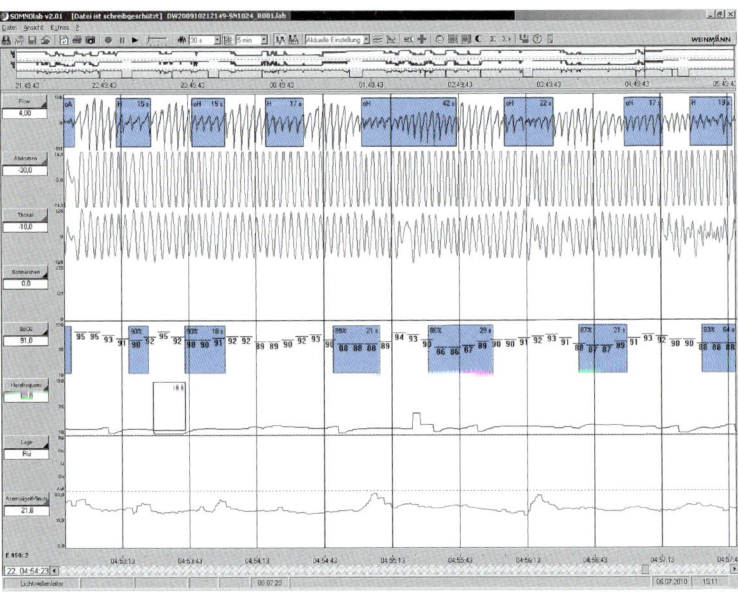

Ausschnitt aus einer polysomnografischen Registrierung. Dargestellt sind die Atmungsparameter über eine Zeitdauer von 5 Minuten. In der Zeile 1 ist der Luftfluss an Nase und Mund aufgezeichnet. In den Kästchen dargestellt sind die obstruktiven Hypopnoen (Zeile 1) sowie die resultierenden Sauerstoffentsättigungen (Zeile 4). Erkennbar ist eine wiederholte Verringerung des Atemflusses um mehr als 50 % des Ausgangswertes über jeweils mindestens 10 Sekunden. Die Atemanstrengungen im Bereich von Abdomen und Thorax sind erhalten, daher liegt eine obstruktive Hypopnoe vor. Als Folge der obstruktiven Hypopnoen sind wiederholt Abfälle der Sauerstoffsättigung (SpO_2) im Blut erkennbar. Während dieser 5 Minuten befindet sich der Patient in Rückenlage.

Abbildung 2: Obstruktive Hypopnoe

3 Schnarchen und Schlafapnoe

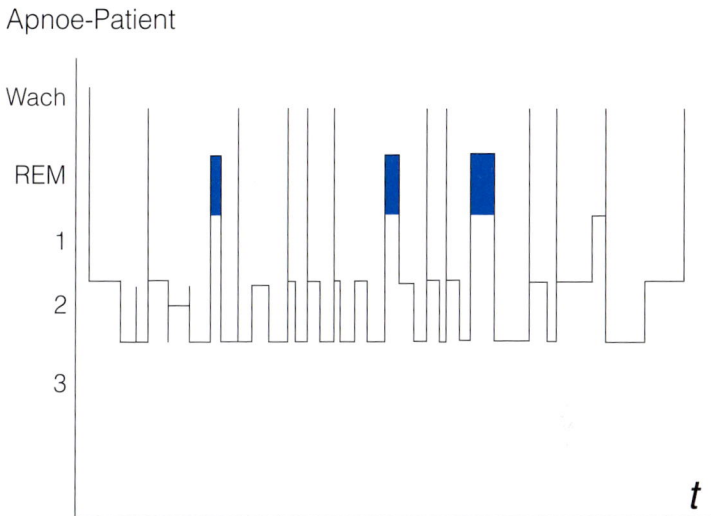

Aufgezeigt ist das Schlafprofil eines Patienten mit einer schweren obstruktiven Schlafapnoe. Erkennbar ist, dass während der Messepisode kein Tiefschlaf und nur sehr wenig REM-Schlaf aufgetreten sind. Das Schlafprofil ist deutlich fragmentiert mit gehäuften Wachphasen.

Abbildung 3: Schlafprofil eines Erwachsenen mit einem gestörten Schlaf

niedrigen positiven (überatmosphärischen) Druckwerten, d. h. sie kollabieren nicht nur in der Einatemphase (Inspiration), wenn die Druckwerte abfallen, sondern sogar in der Ausatemphase (Exspiration).

Sind die Atemwege zu eng und die Atemanstrengungen besonders ausgeprägt, kann dies zu den bereits erwähnten zentralnervösen Weckreaktionen, den Arousals, führen, die die Schlafstruktur, aber auch das Herz-Kreislauf-System beeinflussen, selbst wenn der Luftfluss an Nase und Mund und damit das Atemvolumen noch nicht messbar eingeschränkt ist. Dies wird als *RERAs*, Respiratory Effort Related Arousals, bezeichnet. In diesen Fällen handelt es sich nicht mehr um kompensiertes Schnarchen. Bei der *obstruktiven Schlafapnoe (OSA)* ist das Schnarchen Ausdruck einerseits der zu engen Atemwege, andererseits des schlagartigen Wiedereinströmens der Luft in die Atemwege im Anschluss an einen vollständigen Verschluss des Pharynx (Apnoe).

Obstruktive Schlafapnoe

Eine *obstruktive Schlafapnoe* liegt dann vor, wenn im Schlaf eine Engstellung im Bereich der oberen Atemwege auftritt und diese zu einer Verminderung des Luftflusses durch Nase und Mund auf 25 % des Ausgangsniveaus oder weniger führt (**Abb. 4 und 5**). Bei der *zentralen Schlafapnoe* (**Kapitel 4**) kommt es ebenfalls zu einem Abfall des Luftflusses durch Nase und Mund während des Schlafes um mindestens 75 % über eine Zeitdauer von mindestens 10 Sekunden, wobei hier aber Atmungsanstrengungen nicht nachweisbar sind (**Abb. 6**). Das liegt daran, dass die Atemstillstände nicht durch einen Verschluss

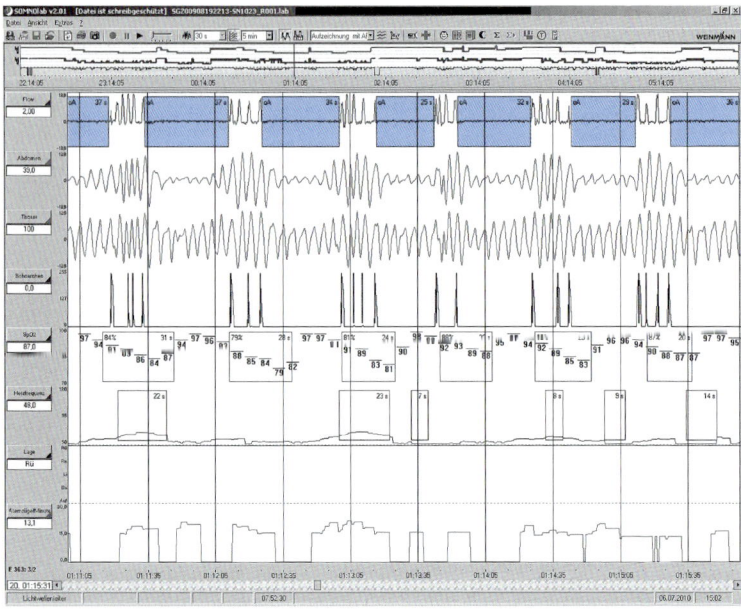

Ausschnitt aus einer polysomnografischen Registrierung eines Patienten mit einer obstruktiven Schlafapnoe, in den Rechtecken finden sich die obstruktiven Apnoen. Der Ausschnitt umfasst 5 Minuten Dauer. Erkennbar ist ein Sistieren des Luftflusses an Nase und Mund (Zeile 1 »Flow«) bei erhaltenen abdominellen und thorakalen Atemexkursionen. In den Phasen der Atmung sind Schnarchgeräusche erkennbar. Als Folge der Apnoen erkennt man Abfälle des Sauerstoffgehaltes im Blut (SpO_2). Parallel hierzu steigt jeweils die Herzfrequenz an; dies ist Ausdruck einer Stressreaktion. Der Patient befand sich während dieser Registrierung in Rückenlage (»Rü«).

Abbildung 4: Obstruktive Schlafapnoe

oder eine Engstellung (Obstruktion) der oberen Atemwege, sondern durch eine Fehlsteuerung des zentralen Nervensystems ausgelöst werden.

Das *obstruktive Schlafapnoe-Syndrom* (OSAS) des Erwachsenen ist charakterisiert durch wiederholte Einengungen der oberen Atemwege im Pharynxbereich während des Schlafes, in deren Folge es zu Atmungsstörungen mit Atemstillständen (Apnoen), Hypopnoen oder anderen Atmungsereignissen mit Weckreaktionen kommt. Daraus resultieren Symptome des nicht erholsamen Schlafes. Der Schweregrad der Erkrankung kann durch die Ermittlung des Apnoe-/Hypopnoe-Index, also der Summe der Apnoen und Hypopnoen pro Stunde Schlaf, angegeben werden. Die Schweregradeinteilung hängt nicht alleine von der Anzahl krankhafter Atmungsereignisse ab, sondern auch von weiteren Faktoren wie der Anzahl der Weckreaktionen

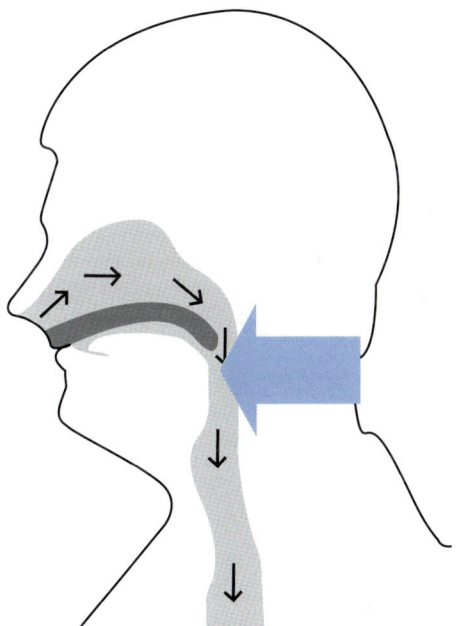

Bei der Schlafapnoe kommt es zu wiederholten Engstellungen der sogenannten extrathorakalen Atemwege, also vor allem des Bereiches, der hier mit einem blauen Pfeil dargestellt wird.

Abbildung 5: Schematische Darstellung der oberen Atemwege

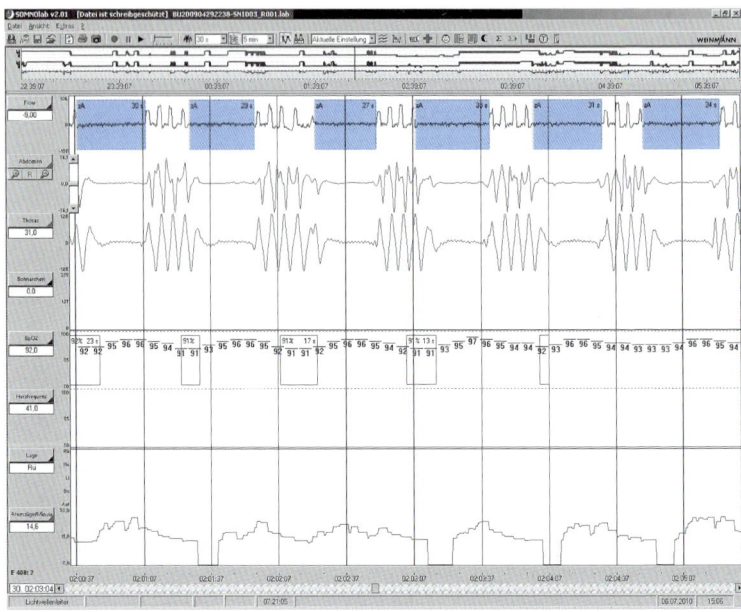

Dargestellt ist der Ausschnitt aus einer polysomnografischen Registrierung bei einem Patienten nach Schlaganfall. Im obersten Fenster finden sich die Schlafstadien während der gesamten Nacht. Im zweiten Fenster sind die atmungsrelevanten Parameter (Flow = Luftfluss durch Nase und Mund; Abdomen und Thorax = abdominelle und thorakale Atemanstrengungen, Schnarchen = Schnarchgeräusche; SpO_2 = Sauerstoffsättigung, Lage = Körperposition) aufgezeichnet. Die Rechtecke zeigen die Phasen zentraler Apnoen. Erkennbar ist, dass zentrale Apnoen mit einer Dauer von bis zu 38 sec. auftreten. Charakteristisch für zentrale Apnoen ist, dass es zu einem Sistieren des Luftflusses durch Nase und Mund kommt, wobei keine abdominellen oder thorakalen Atemanstrengungen zu verzeichnen sind.

Abbildung 6: Zentrale Schlafapnoe

(Arousals), dem Ausmaß der Sauerstoffentsättigungen oder der Länge der Apnoen und Hypopnoen. Leichtgradige Schlafapnoe-Syndrome haben meist Apnoe-/Hypopnoe-Indices von 5 bis 20/Stunde, mittelschwere von 20 bis 40/Stunde und schwere von über 40/Stunde Schlaf.

Während der Apnoen und Hypopnoen kommt es zu einem Sistieren bzw. einer Verminderung des Luftflusses. Dadurch gelangt zu wenig Sauerstoff in die Lunge, und auch im Blut ist ein Abfall des Sauerstoffgehaltes feststellbar. Sowohl die Sauerstoffmangelzustände als auch die wiederholten

Weckreaktionen sind dann für die Beschwerden der Betroffenen verantwortlich: Die Partner der Betroffenen berichten vom nächtlichen Schnarchen oder den Atemaussetzern, Erkrankte von nächtlichem Erwachen, ggf. mit Luftnot (als Folge des Sauerstoffmangels) oder Herzrasen, Japsen oder Schnappen nach Luft oder von einer vermehrten nächtlichen Schweißneigung (als Folge des Freisetzens von Stresshormonen). Somit können auch Durchschlafstörungen im Vordergrund stehen. Viele Betroffene haben eine gesteigerte nächtliche Urinproduktion und daher einen stärkeren Harndrang, so dass es auch zum Einnässen kommen kann. Für die vermehrte Urinproduktion gibt es mehrere Gründe: Im Herzen wird als Folge der vermehrten Volumenbelastung eine hormonähnliche Substanz (ANP = Atriales Natriuretisches Peptid) ausgeschüttet, die zur Natrium- und damit auch zur Wasserausscheidung führt; zusätzlich wird die Freisetzung eines die Urinproduktion hemmenden Hormons (ADH = Antidiuretisches Hormon) gedrosselt und die Stresshormone bewirken direkt eine Zunahme der Urinproduktion.

Leitsymptome am Tage sind eine ausgeprägte Tagesmüdigkeit oder Tagesschläfrigkeit mit Einschlafneigung, vor allem in monotonen Situationen, sowie eine eingeschränkte Lebensqualität und verminderte Leistungsfähigkeit. Betroffene berichten häufig, beim Fernsehen oder Lesen einzuschlafen. Zusätzlich werden morgendliche Kopfschmerzen beschrieben, vermehrte Reizbarkeit, Depressionen oder ein Libidoverlust bis hin zur Impotenz. Interessanterweise ist die Tagesmüdigkeit unabhängig von der Schlafdauer. Dies zeigt, dass schlechte Schlafqualität nicht durch eine Zunahme der Quantität kompensiert werden kann. **Tabelle 1** stellt die Symptome der obstruktiven Schlafapnoe zusammenfassend dar.

Von den Partnern oder den Betroffenen selbst wird häufig berichtet, dass eine Verschlimmerung der Symptome nach Gewichtszunahme oder nach abendlichem Alkoholgenuss zu verzeichnen ist. Dies ist darauf zurückzuführen, dass eine Gewichtszunahme auch zu einer vermehrten Fettgewebseinlagerung in den oberen Atemwegen und der Alkoholgenuss zu einer Schwächung der Muskelkraft der oberen Atemwege führen können. Beides begünstigt das Auftreten von gestörter Atmung. Als weitere Folge von Schnarchen und häufigen Schlafapnoen kann eine Vielzahl von Herz-Kreislauf-Erkrankungen auftreten. Diese sind in **Kapitel 5** näher bezeichnet.

Tabelle 1: Symptome der obstruktiven Schlafapnoe

Symptome nachts	• Durchschlafstörungen • Nächtliche Luftnotattacken • Nächtliche Attacken von Herzrasen • Vermehrtes nächtliches Schwitzen • Vermehrter nächtlicher Harndrang bei gesteigerter Urinproduktion • Einnässen
Beschwerden tags	• Morgendliche Kopfschmerzen • Morgendliche Halsschmerzen oder »trockener Hals« • Tagesmüdigkeit • Tagesschläfrigkeit • Verminderte Leistungsfähigkeit • Depression/depressive Verstimmung • Libidoverlust • Impotenz

Von einem obstruktiven Schlafapnoe-Syndrom bei Erwachsenen spricht man, wenn

- die Betroffenen entweder Beschwerden haben und gleichzeitig mindestens fünf krankhafte Atemereignisse/Std. im Schlaf dokumentiert wurden, oder
- ohne Beschwerden mindestens 15 krankhafte Atemereignisse im Schlaf dokumentiert wurden.

Die exakten Diagnosekriterien nach der ICSD-2-Klassifikation sind der **Übersicht 2** zu entnehmen.

Man geht davon aus, dass 4 % der Männer und 2 % der Frauen im Alter zwischen 30 und 60 Jahren eine obstruktive Schlafapnoe haben. Neben genetischen Faktoren und männlichem Geschlecht sind Alter und Übergewicht weitere Risikofaktoren für die Erkrankung. Auch Alkoholiker und Raucher haben eine erhöhte Erkrankungswahrscheinlichkeit.

Für die obstruktive Schlafapnoe besteht eine eindeutige familiäre Häufung, die durch *genetische Faktoren* mitbedingt ist. Ist ein Angehöriger bereits erkrankt, verdoppelt sich das Risiko, an obstruktiver Schlafapnoe zu erkranken. Für die genetische Häufung sind unter anderem vererbbare Merkmale wie Fettverteilungsmuster, Übergewichtigkeit oder Kieferformen verantwortlich.

Übersicht 2: Diagnosekriterien für die obstruktive Schlafapnoe bei Erwachsenen nach der ICSD-2-Klassifikation

Gefordert sind die Kriterien A + B + D oder C + D

A) Anamnese
(mindestens eines der folgenden Kriterien muss erfüllt sein):
1. Ungewollte Einschlafepisoden während Wachheit, Tagesmüdigkeit, nicht erholsamer Schlaf oder Insomnie.
2. Nächtliches Erwachen mit Atemstillstand, Erstickungsanfällen, Schnappen nach Luft.
3. Durch Bettpartner beobachtetes lautes Schnarchen oder Atemstillstände im Schlaf.

B) Polysomnografie:
≥ 5 respiratorische Ereignisse (Apnoen, Hypopnoen, RERA/h mit Atemanstrengung bei jedem respiratorischen Ereignis).

Oder

C) Polysomnografie:
≥ 15 respiratorische Ereignisse (Apnoen, Hypopnoen, RERA/h mit Atemanstrengung bei jedem respiratorischen Ereignis).

D) Erkrankung nicht besser beschrieben durch andere Schlafstörung, eine internistische oder neurologische Erkrankung, Medikamenten-/Drogengebrauch.

Grundsätzlich stellt das männliche Geschlecht einen Risikofaktor für die Entwicklung der Schlafapnoe dar, wobei Frauen nach der Menopause (Wechseljahre) die gleiche Erkrankungswahrscheinlichkeit haben wie Männer. Ursächlich können auch angeborene Erkrankungen wie das Down-Syndrom, Hormonstörungen (Akromegalie oder Schilddrüsenunterfunktion) oder Zigarettenrauchen (inhalativer Nikotingebrauch) sein, da letzteres zu einer chronischen Entzündung der oberen Atemwege und einer Einengung führen kann.

Die Symptome der obstruktiven Schlafapnoe entwickeln sich über Monate oder Jahre. Meist treten die ersten Beschwerden erst ab Mitte 40 auf, so dass die als Folge der Schlafapnoe auftretende Müdigkeit oder Leistungsminderung oftmals nicht als Symptome der Erkrankung gedeutet, sondern auf den Alterungsprozess zurückgeführt werden. Daher liegt das Durchschnittsalter bei Diagnosestellung bei 53 Jahren. In der Altersgruppe der 30- bis 45-Jährigen entwickeln auch ohne Gewichtszunahme 20 % der Männer und 10 % der Frauen innerhalb von fünf Jahren eine obstruktive Schlafapnoe. Bei einer Gewichtszunahme von 10 kg steigt die Wahrscheinlichkeit der Entwicklung einer obstruktiven Schlafapnoe bzw. des Anstiegs des Apnoe-/Hypopnoe-Index um 15/Std. bei Männern um das 5,2-fache und bei Frauen um das 2,5-fache.

Was ist das Upper Airway Resistance Syndrom (UARS)?

Es kann eine Einengung der oberen Atemwege während des Schlafes bestehen, die lediglich zu Schnarchen mit erhöhter Atemarbeit führt, ohne dass es zu einer Verminderung des Luftflusses in Form von Hypopnoen oder zu Apnoen kommt. Dies wird als obstruktives Schnarchen oder angloamerikanisch als »Upper Airway Resistance Syndrome« (UARS) bezeichnet. Bei einer Untersuchung im Schlaflabor (**Kapitel 8**) fallen nächtliche Weckreaktionen auf, die sogenannten RERAs (Respiratory Effort Related Arousals). Die Schlafstruktur ist gestört und die Betroffenen berichten über eine ausgeprägte Tagesmüdigkeit. Zusätzlich können auch Herz-Kreislauf-Erkrankungen auftreten (**Kapitel 5**). Das Upper Airway Resistance Syndrome ist keine eigenständige Erkrankung, sondern integraler Bestandteil des obstruktiven Schlafapnoe-Syndroms.

Wie unterscheidet sich die obstruktive Schlafapnoe bei Kindern und Erwachsenen?

Obstruktive Schlafapnoen kommen auch bei Kindern vor. Verursacher sind hierbei oftmals anatomische Veränderungen der oberen Atemwege, wie z. B. vergrößerte Gaumen- oder Rachenmandeln oder eine Fehlstellung des Kiefers, aber auch Übergewichtigkeit. Familiäre Häufungen sind beschrieben, wobei die Bedeutung von genetischen Faktoren und auch Umwelteinflüssen noch nicht abschließend geklärt ist.

Die Beschwerdesymptomatik bei Kindern unterscheidet sich von der des Erwachsenen. Kinder mit obstruktiver Schlafapnoe schwitzen häufig oder strecken den Hals während des Schlafes nach hinten. Nächtliches Einnässen kommt vermehrt vor, ebenso morgendliche Kopfschmerzen. Tagesmüdigkeit kann auch bei Kindern ausgeprägt sein, ist jedoch häufig kompensiert durch eine Hyperaktivität oder durch aggressives Verhalten. Insgesamt können Kinder mit obstruktiver Schlafapnoe in ihrem Wachstum verlangsamt sein, möglicherweise, weil die Bildung von Wachstumshormonen vor allem an den Funktionszustand Schlaf gekoppelt ist. Als Folge der Tagesmüdigkeit bringen sie häufig schlechtere Schulleistungen und können durch ein Aufmerksamkeits-Defizit-Syndrom auffallen.

Üblicherweise finden sich bei Kindern mit obstruktiver Schlafapnoe nicht die »klassischen« Apnoen, sondern länger anhaltende Teil-Engstellungen der oberen Atemwege (vergleichbar dem Upper Airway Resistance Syndrom beim Erwachsenen). Sauerstoffmangelzustände können auch vorkommen, ebenso Weckreaktionen. Die Kinder können auch durch Veränderungen von Herz-Kreislauf-Funktionen (Anstieg des Pulses) auffallen. Eltern, die bezüglich der Beschwerden ihrer Kinder befragt werden, berichten über nächtliches Schnarchen oder eine erschwerte Atmung während des Schlafes. Mittlerweile geht man davon aus, dass ungefähr 2 % der Kinder eine behandlungsbedürftige obstruktive Schlafapnoe haben. In der Internationalen Klassifikation der Schlafstörungen sind die Diagnosekriterien für die obstruktive Schlafapnoe bei Kindern zusammengefasst; **Übersicht 3** gibt diese wieder.

Übersicht 3: Diagnosekriterien für die obstruktive Schlafapnoe bei Kindern

A) **Befragung der Eltern: Angabe von Schnarchen oder erschwerter/ behinderter Atmung im Schlaf.**

B) **Befragung der Eltern:**
(Mindestens eines der Folgekriterien muss zutreffen)
- Sogenannte paradoxe Atmung mit Einziehen des Brustkorbs bei der Einatmung.
- Weckreaktion, verbunden mit einer Bewegung.
- Nächtliches Schwitzen.
- Dehnen des Halses nach hinten während des Schlafes.
- Ausgeprägte Tagesmüdigkeit, Hyperaktivität oder aggressives Verhalten.
- Wachstumsbehinderung.
- Morgendliche Kopfschmerzen.
- Einnässen während des Schlafes.

C) **Schlaflaboruntersuchung (Polysomnografie):**
≥ 1 Apnoe oder Hypopnoe/h Schlaf mit einer Länge von > 2 Atmungszyklen.

D) **Schlaflaboruntersuchung (Polysomnografie):**
(Eines der beiden Kriterien muss vorliegen)
1. Gehäufte Weckreaktionen (Arousals), verbunden mit erhöhter Atemanstrengung;
Abfall des Sauerstoffgehaltes im Blut als Folge einer gestörten Atmung (Apnoe);
erhöhte Kohlendioxidwerte (Hyperkapnie) während des Schlafes;
hoher Unterdruck im Brustkorb (erhöhter inspiratorischer Sog).
2. Hyperkapnie, Abfall des Sauerstoffgehaltes im Blut oder beides im Schlaf,
verbunden mit: Schnarchen, Einziehungen des Brustkorbes;
+ mindestens eines der folgenden Kriterien:
gehäufte Weckreaktionen aus dem Schlaf (Arousals);
hoher Unterdruck im Brustkorb (erhöhter inspiratorischer Sog).

E) **Keine andere Erkrankung nachweisbar.**

Hypoventilationssyndrome

Unter Hypoventilationen versteht man eine Abflachung der Atmung im Schlaf, die zu einem Anstieg des Kohlendioxidwertes im Blut führt. Es gibt verschiedene Arten von Hypoventilationen:

a) Die angeborene Hypoventilation

Hierbei handelt es sich um ein sehr seltenes Krankheitsbild, bei dem das Atemzentrum gestört ist. In der Folge kommt es während des Schlafes zu einem dramatischen Anstieg des Kohlendioxid- und Abfall des Sauerstoffgehalts im Blut.

b) Erworbene Hypoventilationen

Einige Krankheiten können zu erworbenen Hypoventilationen führen. Beispiele hierfür sind Erkrankungen des Lungengewebes, der Lungengefäße und der Bronchien, aber auch der für die Atmung notwendigen Muskulatur, der Nerven, die die Atemmuskulatur steuern, des Skelettsystems und des Gehirns.

c) Das Obesitas-Hypoventilationssyndrom

Das Obesitas-Hypoventilationssyndrom kann bei extremem Übergewicht auftreten (Body Mass Index ≥ 30 kg/m^2). In der Folge kommt es nicht nur zu einer deutlich gestörten Atmung während des Schlafes mit Hypoventilationen, sondern der Kohlendioxidwert im Blut ist auch am Tag erhöht.
Im Vordergrund der klinischen Beschwerdesymptomatik stehen die Tagesmüdigkeit, aber auch morgendliche Kopfschmerzen, Luftnot und geschwollene Beine. Betroffene haben häufig eine geringere Lebenserwartung als Altersgleiche.
Therapeutisch ist der Grundpfeiler die substanzielle Gewichtsreduktion. Reicht dies jedoch nicht aus oder kann diese nicht erzielt werden, ist in aller Regel eine Beatmungsbehandlung notwendig. Diese bewirkt nicht nur eine Besserung der Atmung im Schlaf und der Schlafstruktur, sondern auch des klinischen Befindens und der Lebenserwartung.

4 Zentrale Schlafapnoe

Eine *zentrale Apnoe* ist definiert als ein Atemstillstand während des Schlafes mit einem Abfall des Luftflusses um mindestens 75 % bei fehlender Atemanstrengung. Eine Engstellung der oberen Atemwege liegt hierbei in aller Regel nicht vor. Vereinzelte zentrale Apnoen finden sich während des Schlafes auch bei Gesunden. Diesen ist in der Regel jedoch kein Krankheitswert zuzuordnen. Innerhalb bestimmter Populationen und unter bestimmten Umständen können zentrale Atemmuster sehr häufig sein, so z. B. – auch bei Gesunden – beim raschen Aufstieg in große Höhen.

Zentrale Schlafapnoe-Syndrome

Zentrale Schlafapnoe-Syndrome (ZSAS) liegen vor, wenn eine kritische Menge von zentralen Apnoen pro Stunde Schlafzeit auftritt und gleichzeitig spezifische Beschwerden bestehen, wie exzessive Tagesschläfrigkeit oder Durchschlafstörungen. Zentrale Schlafapnoe-Syndrome treten vor allem bei älteren Menschen auf. Es werden sechs Formen der zentralen Schlafapnoe-Syndrome unterschieden:

1. Primäre zentrale Schlafapnoe
2. Zentrale Schlafapnoe mit Cheyne-Stokes-Atemmuster
3. Zentrale Schlafapnoe bei Höhenaufenthalt
4. Zentrale Schlafapnoe bei internistischen/neurologischen Erkrankungen
5. Zentrale Schlafapnoe bei Drogen- oder Medikamentengebrauch
6. Primäre Schlafapnoe in der frühen Kindheit

Allen zentralen Schlafapnoen ist gemein, dass eine Störung der Atmungskontrolle von Seiten des Gehirns besteht. Diese Störung kann angeboren oder erworben sein und tritt nach Einnahme bestimmter Medikamente oder Drogen, bei einzelnen internistischen und neurologischen Erkrankungen (z. B. nach Schlaganfall) oder auch als normale Reaktion in großen Höhen auf.

Welche Beschwerden macht eine zentrale Schlafapnoe?

Die Atempausen bewirken auch bei der zentralen Schlafapnoe eine Störung der Schlafstruktur, so dass Betroffene häufig über Tagesmüdigkeit klagen. Zusätzlich können auch Durchschlafstörungen oder nächtliche Atemnotbeschwerden auftreten.

Krankheitsbilder

1. Zentrale Schlafapnoe

Die primäre oder idiopathische zentrale Schlafapnoe ist eine sehr seltene Erkrankung. Betroffene haben meist am Tag einen erniedrigten Kohlendioxidwert im Blut ($PaCO_2 < 40$ mmHg). Bei der Erkrankung ist die Atmungskontrolle gestört und durch zu niedrige Kohlendioxidwerte im Schlaf wird der Atemantrieb blockiert. Mit dem Wiedereinsetzen der Atmung treten zentralnervöse Weckreaktionen auf, die zur Schlaffragmentierung führen. Dies erklärt, warum Betroffene vor allem Durchschlafstörungen und einen fehlenden Erholungswert des Schlafes mit Tagesmüdigkeit oder Tagesschläfrigkeit beklagen. Die primäre zentrale Schlafapnoe findet sich vor allem bei älteren Männern; Studienergebnisse lassen auf eine familiäre Häufung schließen.

2. Zentrale Schlafapnoe mit Cheyne-Stokes-Atemmuster

Die Cheyne-Stokes-Atmung ist eine Sonderform der zentralen Schlafapnoe-Syndrome und durch ein typisches Atemmuster während des Schlafes charakterisiert. Dieses Atemmuster wird als Crescendo-Decrescendo-Muster beschrieben, was bedeutet, dass die Atemtiefe von Atemzug zu Atemzug zunimmt, bis ein Maximum erreicht wird, und anschließend wieder kontinuierlich abnimmt (**Abb. 7**). Es können dann Atempausen mit einer Länge von im Mittel 10 bis 20 sec auftreten. **Übersicht 4** gibt die Definition der Cheyne-Stokes-Atmung wieder.

4 Zentrale Schlafapnoe

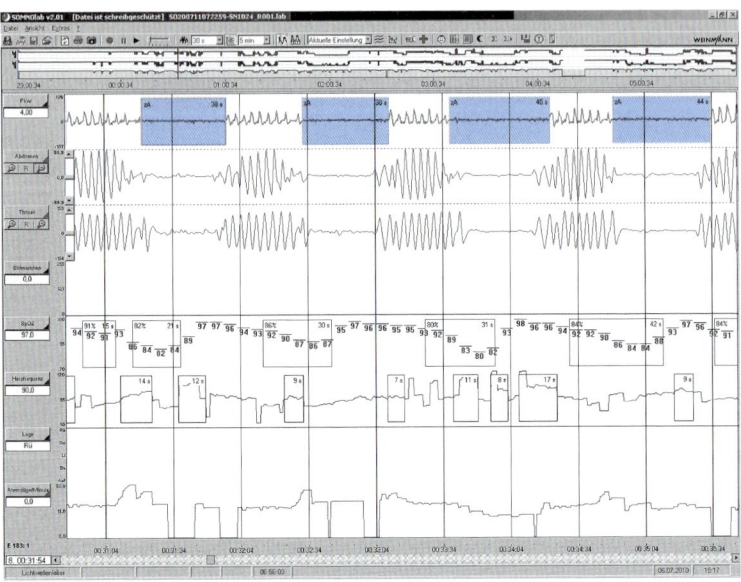

Ausschnitt aus einer polysomnografischen Registrierung: Dargestellt ist die Schlaflaboraufzeichnung eines Patienten mit einer fortgeschrittenen Pumpschwäche der linken Herzkammer (Herzinsuffizienz). Erkennbar ist das typische periodische Atmmuster durch regelmäßigen Wechsel einer spindelförmig zunehmenden und wieder abnehmenden Veränderung des Atemvolumens. Als Folge der Atempausen finden sich Abfälle des Sauerstoffgehaltes im Blut. Die Rechtecke zeigen die Phasen zentraler Apnoen im Rahmen der Cheyne-Stokes-Atmung.

Abbildung 7: Cheyne-Stokes-Atmung

Eine Cheyne-Stokes-Atmung tritt bei einer Vielzahl von internistischen Erkrankungen auf, wie z. B. bei Nierenerkrankungen oder einer Pumpschwäche des Herzens (Herzinsuffizienz), darüber hinaus gehäuft nach Schlaganfällen. Sie kann zu Beschwerden wie Durchschlafstörungen, nächtlichem Erwachen mit Luftnot, aber auch zu einer vermehrten Tagesmüdigkeit führen. Außerdem ist ein Cheyne-Stokes-Atemmuster auch bei Höhenaufenthalt, meist oberhalb von 4.000 m, zu beobachten. Hierbei tritt die Atmungsstörung üblicherweise während der ersten Nacht in entsprechender Höhe auf, wobei die Geschwindigkeit des Aufstiegs, die erreichte Höhe und eine individuelle Prädisposition bedeutsam sind. Das Vorhandensein einer Cheyne-Stokes-Atmung bei Patienten mit einer Pumpschwäche des Herzens (Herzinsuffizienz) ist mit einer erhöhten Sterblichkeit verbunden.

Übersicht 4: Definition der zentralen Schlafapnoe mit Cheyne-Stokes-Atemmuster nach ICSD-2

- Schlaflabor: ≥ 10 zentrale Apnoen/h mit wechselndem Atemmuster (Crescendo-Decrescendo-Muster der Atmung), verbunden mit gehäuften Weckreaktionen und gestörter Schlafstruktur.
- Fakultativ: Ausgeprägte Tagesmüdigkeit, Durchschlafstörungen, nächtliches Erwachen mit Atemnot.
- Vorhandensein begleitender internistischer oder neurologischer Erkrankungen (z.B. Herzinsuffizienz, Niereninsuffizienz, Schlaganfall).
- Die Erkrankung ist nicht besser beschrieben durch eine andere Schlafstörung oder Medikamenten- oder Drogengebrauch.

3. Zentrale Schlafapnoe bei Höhenaufenthalt

Diese Form der zentralen Schlafapnoe-Syndrome tritt beinahe bei jedem Menschen im Schlaf nach raschem Aufstieg auf Höhen von über 7.500 m auf. Charakterisiert ist diese Atmungsstörung durch wiederholte zentrale Apnoen und Phasen vertiefter Atmung (Hyperpnoen) mit zentralnervösen Weckreaktionen, ein gestörtes Schlafmuster mit schlechter Schlafqualität und gelegentlichen nächtlichen Luftnotattacken. Bei einer Vielzahl von Menschen tritt die gestörte Atmung auch schon bei Höhen von über 3.500 oder 4.000 m auf. Wesentliche Ursache für diese Störung ist, dass als Folge des Sauerstoffmangels in großen Höhen der Atmungsantrieb beschleunigt ist und der Kohlendioxidwert im Blut dann soweit absinkt, dass hierdurch der Atmungsantrieb blockiert wird. Neben der schlechten Schlafqualität beklagen Betroffene vermehrte Tagesschläfrigkeit und verminderte Leistungsfähigkeit.

4. Zentrale Schlafapnoe-Syndrome bei internistischen und neurologischen Erkrankungen

Sie treten vor allem bei Erkrankungen neurologischen Ursprungs auf, also nach Schlaganfällen, aber auch bei entzündlichen oder tumorösen Erkrankungen des Gehirns. Auch eine Herz- oder Nierenfunktionsschwäche kann diese Störung verursachen.

5. Zentrale Schlafapnoe bei Drogen- oder Medikamentengebrauch

Insbesondere starke Schmerzmittel, wie langwirksame Opioide, können zu zentralen Apnoen führen und eine Schlafstrukturstörung bewirken.

6. Primäre Schlafapnoe in der frühen Kindheit

Eine primäre Schlafapnoe bei Frühgeborenen ist häufig und auf eine Unreife des Atmungszentrums im Stammhirn zurückzuführen. Hierbei werden nicht nur zentrale, sondern auch gemischte und obstruktive Schlafapnoe-Phasen oder Hypopnoen beobachtet. Per definitionem ist dann von einer primären Schlafapnoe in der frühen Kindheit zu sprechen, wenn verlängerte zentrale Apnoen ($\geq$ 20 sec) oder kürzere Apnoen mit Abfall von Herzfrequenz oder Sauerstoffgehalt im Blut bestehen und klinische Beschwerden beobachtet werden können. Auslösende Faktoren bei Neugeborenen können Infekte, Anämien, Säurerückfluss in die Speiseröhre, Medikamente oder eine Narkose sein.

5 Folgeerkrankungen der Schlafapnoe

Die Bedeutung der Schlafapnoe, hier insbesondere der obstruktiven Schlafapnoe, ist auf folgende vier Faktoren zurückzuführen:

1. Die Schlafapnoe ist häufig, 2 bis 4 % der erwachsenen Bevölkerung sind betroffen.
2. Patienten mit obstruktiver Schlafapnoe leiden unter dieser Erkrankung, zum einen (tendenziell weniger häufig) durch gestörten Schlaf, zum anderen (häufiger) durch eine deutliche Beeinträchtigung ihrer Befindlichkeit am Tage.
3. Als Folge der Schlafapnoe treten Herz-Kreislauf-Erkrankungen auf.
4. Die unbehandelte Schlafapnoe führt zu einer erhöhten Sterblichkeit.

Eine länger bestehende unbehandelte obstruktive Schlafapnoe kann über den chronischen Schlafmangel dazu führen, dass die Lebensqualität deutlich beeinträchtigt wird. Aggressivität kann zunehmen, ebenso Launenhaftigkeit, die sogenannte »Schwingungsfähigkeit« (d. h. die Stimmung oder Emotionen situationsangemessen zum Ausdruck bringen) nimmt ab und es können depressive Zustände auftreten. Mittlerweile ist bekannt, dass als Folge der obstruktiven Schlafapnoe außerdem eine Vielzahl von Veränderungen im Blut auftreten, sich Herz-Kreislauf-Erkrankungen entwickeln können und auch die Sterblichkeit erhöht ist (**Tab. 2**). Im Wesentlichen sind die folgenden sechs Krankheitsbilder mit der obstruktiven Schlafapnoe assoziiert:

- Bluthochdruck im großen Kreislauf (systemisch arterielle Hypertonie),
- Bluthochdruck im kleinen Kreislauf (pulmonal-arterielle Hypertonie),
- Pumpschwäche des linken Herzens (Linksherzinsuffizienz),
- Durchblutungsstörung des Herzens (Koronare Herzerkrankung),
- Schlaganfall,
- Herzrhythmusstörungen.

5 Folgeerkrankungen der Schlafapnoe

Tabelle 2: Folgeerkrankungen der obstruktiven Schlafapnoe

Herzkreislauferkrankungen	• Systemisch arterielle Hypertonie (Bluthochdruck im großen Kreislauf) • Pulmonal-arterielle Hypertonie (Bluthochdruck im kleinen Kreislauf) • Linksherzinsuffizienz (Pumpschwäche des linken Herzens) • Koronare Herzerkrankung (Durchblutungsstörung des Herzens) • Apoplektischer Insult (Schlaganfall) • Herzrhythmusstörungen
Veränderungen im Blut	• Veränderungen der Funktion der Blutplättchen (Thrombozyten) • Veränderungen der Zuckerstoffwechsellage • Veränderungen der Blutfette
Persönlichkeitsveränderungen	• Aggressivität • Depressivität

Wie kann die obstruktive Schlafapnoe Herz-Kreislauf-Erkrankungen auslösen und um welche Krankheitsbilder handelt es sich?

Es sind im Wesentlichen drei Faktoren, die bei Vorliegen einer obstruktiven Schlafapnoe Herz-Kreislauf-Erkrankungen auslösen:

- der Sauerstoffmangel (Hypoxämie) als Folge der Atempausen (Apnoen),
- die hohen Druckschwankungen im Brustkorb (erhöhte Atemanstrengungen) aufgrund der Engstellung der Atemwege,
- die zentralnervösen Weckreaktionen (Arousals) im Schlaf, die die Atempausen beenden und in deren Folge ein Anstieg von Stresshormonen (Sympathikotonus) dokumentiert werden kann.

1. Bluthochdruck (arterielle Hypertonie)

Parallel zu den Atempausen (Apnoen) während des Schlafes kommt es regelmäßig zu einem Anstieg des Blutdrucks. Dieser Anstieg fällt umso stärker aus, je länger die Atempause ist, je ausgeprägter die als Folge der Atempause bewirkten Sauerstoffmangelzustände sind und je stärker der Einfluss auf das Gehirn durch die zentralnervöse Weckreaktion ist. Dies lässt sich gut erklären: Alle drei Mechanismen bewirken vor allem einen Anstieg des Sympathikotonus (ein vermehrtes Freisetzen von Stresshormonen). Hierüber werden die Gefäße eng gestellt und der Blutdruck steigt an. So konnte dokumentiert werden, dass der Blutdruckanstieg als Folge der Apnoe im Mittel zwischen 8 und 15 mmHg systolisch (oberer Blutdruckwert) und 5 bis 10 mmHg diastolisch (unterer Blutdruckwert) betragen kann. Hat ein Patient viele Atempausen in der Nacht, kann dies bewirken, dass der Blutdruck nicht wie üblich nachts abfällt, sondern im Gegenteil sogar ansteigt (**Abb. 8**). Dies wird dann als Non-Dipping bezeichnet.

Die Mechanismen der obstruktiven Schlafapnoe erklären gut, warum es einen Zusammenhang zwischen dem Vorliegen hoher Blutdruckwerte nachts und dem Vorhandensein der krankhaften Atmungsstörung während

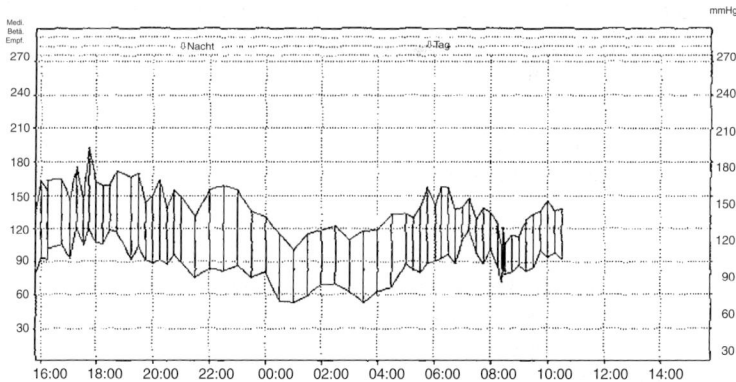

Es ist ein Absinken des Blutdrucks nachts im Vergleich zu tags erkennbar. Dieser Vorgang ist normal und wird als Dipping bezeichnet.

Abbildung 8 A: 24-Stunden-Blutdruckprofil bei einem Patienten mit regelrechter Atmung in der Nacht

5 Folgeerkrankungen der Schlafapnoe

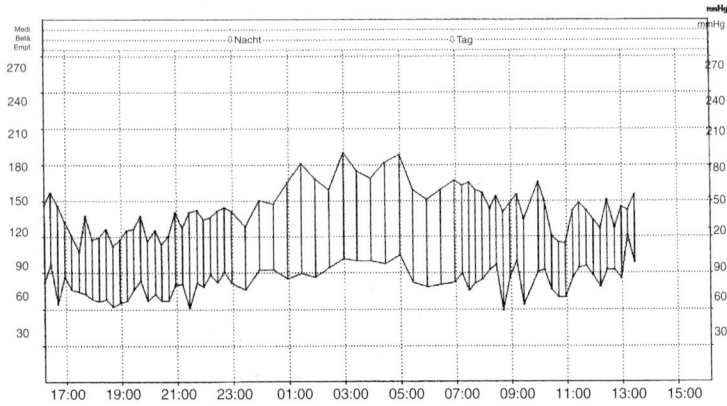

Hier ist eindeutig ein Anstieg der Blutdruckwerte nachts (Non-Dipping) zu erkennen. Dieser Anstieg ist Folge der Atmungsstörung während des Schlafes.

Abbildung 8 B: 24-Stunden-Blutdruckprofil eines Patienten mit einer schweren obstruktiven Schlafapnoe

des Schlafens gibt. Mittlerweile ist jedoch bekannt, dass auch ungefähr 30 % aller Patienten mit einem hohen Blutdruck am Tage eine obstruktive Schlafapnoe haben und bei rund 50 % der Patienten mit einer obstruktiven Schlafapnoe gleichzeitig eine arterielle Hypertonie vorliegt. Hierbei besteht ein enger Zusammenhang zwischen der Schwere der obstruktiven Schlafapnoe in der Nacht und den Blutdruckwerten am Tage. Somit kann die obstruktive Schlafapnoe als eigener Risikofaktor für die Entwicklung einer arteriellen Hypertonie angesehen werden, und in der Tat stellt sie die häufigste behandelbare Ursache eines hohen Blutdrucks dar.

Wie lässt sich nun erklären, dass die Störung der Atmung in der Nacht auch zu hohen Blutdruckwerten am Tag führt? Die hier zugrunde liegenden Mechanismen sind noch nicht vollkommen erforscht. Bekannt ist jedoch, dass die Atempausen nachts zur vermehrten Stressreaktion führen. Der Sympathikotonus ist damit erhöht und bleibt dies auch tagsüber. Er bewirkt eine Engstellung der Gefäße und damit eine Blutdrucksteigerung. Außerdem konnte gezeigt werden, dass über andere Mechanismen auch die Steifigkeit der Gefäße zunimmt, was ebenfalls blutdrucksteigernd wirkt.

Die eindeutige Beziehung zwischen arterieller Hypertonie und obstruktiver Schlafapnoe muss zur Konsequenz haben, dass bei allen Patienten mit einem hohen Blutdruck auch nach dem Vorliegen einer obstruktiven Schlafapnoe gefahndet wird, insbesondere dann, wenn die Blutdruckwerte nachts im 24-Stunden-Profil nicht abfallen oder der Bluthochdruck nur schlecht behandelbar ist. In dieser Untergruppe der sogenannten therapierefraktären Hypertoniker, also der Patienten mit einem hohen Blutdruck, der sich mit Medikamenten nicht gut behandeln lässt, ist das gleichzeitige Vorliegen einer obstruktiven Schlafapnoe sehr hoch (über 70 %). Insgesamt bewirkt eine effektive Behandlung der obstruktiven Schlafapnoe in aller Regel eine Besserung der Einstellung des Blutdrucks, ggf. sogar eine Normalisierung. Leider gibt es bis jetzt nur wenige Daten, anhand derer abgeschätzt werden kann, wie ausgeprägt die blutdrucksenkende Wirkung im Individualfall sein wird. Allerdings bestehen Hinweise dafür, dass Patienten mit einer obstruktiven Schlafapnoe, die Zeichen eines erhöhten Vorhandenseins von Stresshormonen haben, bei denen der Blutdruck im 24-Stunden-Profil nachts nicht abfällt und bei denen keine blutdrucksenkende Behandlung durchgeführt wird, besonders von der Therapie profitieren. Umgekehrt bewirkt allerdings die Behandlung des hohen Blutdrucks nur selten eine Besserung einer gleichzeitig bestehenden obstruktiven Schlafapnoe.

Schließlich ist noch anzumerken, dass der geschilderte Zusammenhang zwischen arterieller Hypertonie und einer obstruktiven Schlafapnoe im Erwachsenenalter eindeutig besteht, nicht jedoch bei Kindern.

2. Bluthochdruck im kleinen Kreislauf (pulmonal-arterielle Hypertonie)

Ungefähr 20 % der Patienten mit einer obstruktiven Schlafapnoe haben gleichzeitig einen Bluthochdruck im kleinen Kreislauf, eine sogenannte pulmonal-arterielle Hypertonie. In aller Regel besteht diese dann, wenn gleichzeitig noch eine andere Erkrankung vorliegt, insbesondere eine Atemwegserkrankung oder eine deutliche Übergewichtigkeit. Trotzdem konnte mittlerweile eindeutig aufgezeigt werden, dass die obstruktive Schlafapnoe alleine ausreichend ist, um eine pulmonal-arterielle Hypertonie auszulösen. Entsprechend kann auch eine konsequente Behandlung der obstruktiven Schlafapnoe nachts zu einer Absenkung, z. T. auch Normalisierung der Blutdruckwerte im kleinen Kreislauf führen. Ob die pulmonal-arterielle Hypertonie bei Schlafapnoe-Patienten eine größere Bedeutung hat, ist zum jetzigen Zeitpunkt noch nicht bekannt.

3. Pumpschwäche des linken Herzens (Linksherzinsuffizienz)

Patienten mit einer Störung der Kraft des linken Herzens (Linksherzinsuffizienz) haben nahezu regelhaft während des Schlafes – bei schwerer Pumpfunktionsstörung auch am Tage – gestörte Atemmuster, meist in Form der periodischen Atmung im Sinne einer Cheyne-Stokes-Atmung (**Kapitel 4**). Hierbei besteht ein Zusammenhang zwischen der Schwere der Herzinsuffizienz und dem Ausmaß der krankhaften Atmung. Die gestörte Atmung ist bei Patienten mit eingeschränkter Pumpfunktion des Herzens als besonders ungünstig einzustufen, da sie diese weiter verschlechtern und zudem über die zentralnervösen Weckreaktionen Beschwerden wie Tagesmüdigkeit oder Durchschlafstörungen hervorrufen kann.

Der Cheyne-Stokes-Atmung liegt eine instabile Atmungsregulation zugrunde. So konnte gezeigt werden, dass bei Patienten mit einer Herzinsuffizienz die Atemantwort auf Kohlendioxid gesteigert ist. Dies ist unter anderem Ursache der wechselnden Atmungsamplituden (periodische Atmung). Risikofaktoren für das Auftreten einer zentralen Schlafapnoe mit Cheyne-Stokes-Muster bei Herzinsuffizienz sind männliches Geschlecht, Alter über 60 Jahre, erniedrigter Kohlendioxidwert am Tage in Ruhe sowie bestimmte Formen von Herzrhythmusstörungen (Vorhofflimmern).

4. Durchblutungsstörungen des Herzens (Koronare Herzerkrankung)

Bei Patienten mit Durchblutungsstörungen des Herzens liegt häufig gleichzeitig eine obstruktive Schlafapnoe vor. Dies ist deshalb besonders bedeutsam, da durch die nächtlichen Atemstillstände regelmäßig Sauerstoffmangelzustände im Blut hervorgerufen werden – Patienten mit einer Durchblutungsstörung des Herzens leiden jedoch ohnehin schon unter Sauerstoffmangel im Bereich des Herzens. Diese Situation kann in Phasen der Apnoen deutlich verschlimmert werden. EKG-Aufzeichnungen während der Nacht können entsprechend dokumentieren, dass die Sauerstoffversorgung des Herzens während der Atempausen deutlich verschlechtert ist und auch Herzrhythmusstörungen auftreten können. Unabhängig davon gibt es auch Hinweise dafür, dass die obstruktive Schlafapnoe die Verkalkung der Herzkranzgefäße, also die Atherosklerose, vorantreiben kann und damit auch als Risikofaktor für die Koronare Herzerkrankung und letztlich für die Entwicklung von Herzinfarkten einzustufen ist.

5. Schlaganfall

Patienten mit einer obstruktiven Schlafapnoe erleiden häufiger Schlaganfälle als Patienten mit einer normalen Atmung während des Schlafes. Es konnte eindeutig nachgewiesen werden, dass dieses erhöhte Risiko eines Schlaganfalls unabhängig von anderen Risikofaktoren wie Übergewicht und Rauchen besteht. So haben Patienten mit einem Apnoe-/Hypopnoe-Index von > 36/h ein 3,3-fach höheres Risiko, im Laufe der Zeit einen Schlaganfall zu erleiden, als Nicht-Schlafapnoe-Patienten. Zusätzlich und unabhängig hiervon ist bekannt, dass Schlaganfallpatienten in bis zu 80 % der Fälle eine gestörte Atmung im Schlaf haben.

Die obstruktive Schlafapnoe kann über verschiedene Mechanismen dazu beitragen, dass sich Schlaganfälle entwickeln: So können Schlaganfälle beispielsweise als Folge von Vorhofflimmern auftreten, eine Herzrhythmusstörung, die bei Schlafapnoe-Patienten besonders häufig vorkommt. Ein Schlaganfall kann aber auch durch eine übermäßige Blutgerinnungsfähigkeit sowie durch die Entwicklung von Gefäßverkalkungen im Bereich der hirnversorgenden Gefäße begünstigt werden.

Bei Patienten, die einen Schlaganfall erlitten haben und bei denen eine obstruktive Schlafapnoe dokumentiert werden kann, besteht im Vergleich zu Schlaganfall-Patienten mit normaler Atmung im Schlaf ein erhöhtes Sterblichkeitsrisiko. Erfreulicherweise kann dieser Tatsache durch eine effektive Behandlung der obstruktiven Schlafapnoe erfolgreich begegnet werden.

6. Herzrhythmusstörungen

Herzrhythmusstörungen können durch eine bestehende obstruktive Schlafapnoe ausgelöst werden. Dafür können unterschiedliche Mechanismen verantwortlich sein. Parallel zu Phasen von obstruktiven Apnoen während des Schlafes können sowohl bradykarde (zu langsame) als auch tachykarde (zu schnelle) Herzrhythmusstörungen auftreten. Beispielsweise können als Folge einer Apnoe Pausen im EKG von bis zu 10 sec dokumentiert werden, die nicht mehr auftreten, wenn die Atmungsstörung behandelt wird. Auch kann es Extraschläge des Herzens (Extrasystolen) parallel zu den Apnoe-Phasen geben, was überwiegend eine Folge der Sauerstoffminderversorgung ist.

In den letzten Jahren konnte nachgewiesen werden, dass die obstruktive Schlafapnoe einen Risikofaktor für die Entwicklung des Vorhofflimmerns (Arrhythmia absoluta bei Vorhofflimmern) darstellt. Diese Herzrhythmusstörung ist deshalb von Bedeutung, weil sie die Pumpleistung des Herzens schwächen und darüber hinaus das Risiko eines Schlaganfalls deutlich erhöhen kann.

Über welche Mechanismen kann die obstruktive Schlafapnoe ein Vorhofflimmern auslösen? Sie bewirkt akut und in jeder Nacht als Folge der Apnoen Sauerstoffmangelzustände, eine Steigerung der Konzentration von Stresshormonen und darüber hinaus die Freisetzung von Entzündungsfaktoren im Blut. Zusätzlich kommt es langfristig zu einer Veränderung der Gefäßeigenschaft dahingehend, dass die Gefäße steifer werden. Dies hat zur Folge, dass das Blut aus dem Herzen gegen einen größeren Widerstand in den Kreislauf gepumpt wird und damit die linke Herzkammer mehr Arbeit leisten muss. Dies bewirkt dann mechanisch auch eine Erweiterung des linken Vorhofs. Somit entstehen zum einen strukturelle Veränderungen (Größenzunahme des linken Vorhofs), zum anderen steigert sich die Wahrscheinlichkeit der sog. »elektrischen Instabilität«. Dies hat zur Konsequenz, dass das Risiko von Schlafapnoe-Patienten, Vorhofflimmern zu entwickeln, deutlich höher ist als bei Patienten ohne diese Atemstörung. Bei Vorhofflimmern können sich Blutgerinnsel (Thromben) im linken Vorhof bilden. Lösen sich diese, können sie Gefäße verstopfen und Organinfarkte (Gehirn, Niere oder auch Darm) verursachen.

In einer aktuellen amerikanischen Studie konnte aufgezeigt werden, dass für Schlafapnoe-Patienten nach 15 Jahren die Wahrscheinlichkeit von Vorhofflimmern bei über 10 % liegt, für Nicht-Schlafapnoe-Patienten jedoch bei lediglich 3 %. Für den ursächlichen Zusammenhang zwischen Schlafapnoe und Vorhofflimmern spricht auch die Tatsache, dass Patienten mit einer unbehandelten obstruktiven Schlafapnoe ein nahezu doppelt so hohes Risiko des Wiederauftretens von Vorhofflimmern haben, nachdem dies durch einen elektrischen Stromschlag (Kardioversion) normalisiert wurde. Durch eine effektive Behandlung der schlafbezogenen Atmungsstörung kann also die Rate des Wiederauftretens um die Hälfte reduziert werden.

7. Sterblichkeit

Menschen mit einer obstruktiven Schlafapnoe haben eine erhöhte Sterblichkeit, das heißt, die Lebenserwartung ist geringer als bei Menschen mit normaler Atmung während des Schlafes. Nicht nur diejenigen mit einer schweren, sondern auch Patienten mit einer mittelgradigen oder nur leichten obstruktiven Schlafapnoe haben unbehandelt ein erhöhtes kardiovaskuläres Risiko und eine erhöhte Sterblichkeit, unabhängig vom Alter und vorbestehenden Herz-Kreislauf-Erkrankungen. Eine frühzeitige Diagnostik und Therapie ist also absolut notwendig.

6 Welche weiteren schlafmedizinisch bedeutsamen Erkrankungen gibt es?

6.1 Restless-Legs-Syndrom

Das Restless-Legs-Syndrom ist häufig; 5–10 % der erwachsenen Bevölkerung klagen über dieses Gefühl unruhiger Beine mit unwiderstehlichem Bewegungsdrang. Üblicherweise treten diese Beschwerden im Ruhezustand auf, meist abends im Liegen vor dem Einschlafen. Bewegen der Beine verschafft Linderung. Die Beschwerden können so ausgeprägt sein, dass sie sowohl zu Ein- als auch zu Durchschlafstörungen führen, die dann auch tagsüber Müdigkeit zur Folge haben. Bei ausgeprägter Symptomatik meiden Betroffene Situationen, in denen die Beschwerden auftreten können. So berichten sie immer wieder darüber, aufgrund der Beschwerdesymptomatik Theater- oder Kinobesuche zu unterlassen oder Bewältigungsstrategien anzuwenden, wie z. B. die Platzwahl am Rand einer Sitzreihe, um jederzeit kurz aufstehen zu können.

Bislang konnte eine Vielzahl von Ursachen für das Restless-Legs-Syndrom identifiziert werden (**Übersicht 5**). Viele davon sind offenkundig, einige können nur durch weitergehende Untersuchungen, insbesondere durch Laboruntersuchungen, identifiziert werden. Bei über 60 % der Betroffenen lässt sich eine familiäre Häufung nachweisen. Man geht davon aus, dass

Übersicht 5: Mögliche Ursachen eines Restless-Legs-Syndroms

- Schwangerschaft
- Eisenmangel
- Erkrankungen, die zu Gefühlsstörungen vor allem der Beine führen können (sogenannte Polyneuropathien, z. B. als Folge des Diabetes mellitus)
- Fortgeschrittene Nierenerkrankungen
- Erkrankungen der Lendenwirbelsäule, z. B. bei Engstellungen im unteren Rückenmarkskanal (Spinalkanalstenose)
- Medikamenteneinnahme (z. B. Lithium, Metoclopramid, Neuroleptika)

die Erkrankung autosomal dominant vererbt wird. Frauen sind doppelt so häufig betroffen wie Männer. Mit zunehmender Anzahl der Geburten nimmt die Wahrscheinlichkeit zu, Restless-Legs zu entwickeln.
Das Restless-Legs-Syndrom ist eine Erkrankung, die anhand der Beschwerdesymptomatik diagnostiziert werden kann. Zur Diagnosesicherung müssen daher keine technischen Untersuchungen durchgeführt werden. Wird jedoch die Gesamtmuskelaktivität gemessen, z. B. mittels eines Aktometers, oder wird eine Schlaflaboruntersuchung durchgeführt, so kann festgestellt werden, dass gerade in Ruhephasen (Liegen im Bett vor dem Einschlafen) eine vermehrte Muskelaktivität zu verzeichnen ist. Der Schweregrad eines Restless-Legs-Syndroms kann anhand eines Beurteilungsbogens der International RLS Severity Scale beurteilt werden. Hierbei werden in 10 Fragen die Beschwerden graduiert, die hieraus resultierenden Punkte summiert und der Schweregrad festgelegt (**Tabelle 3**).
Restless-Legs, die nur kurze Zeit anhalten, bedürfen keiner spezifischen Behandlung. So kann es auch zu unruhigen Beinen nach starker körperlicher Belastung (lange Wanderung, hohe sportliche Aktivität) oder nach Schlafentzug kommen. Hier vergehen die Beschwerden meist innerhalb weniger Tage.
Die Behandlung des Restless-Legs-Syndroms orientiert sich ansonsten an den zugrunde liegenden Ursachen. Bei Schwangeren konnte gezeigt werden, dass die Gabe von Magnesium hilfreich ist. Ohnehin verschwinden die Symptome bei den meisten Schwangeren nach der Geburt des Kindes wieder. Liegt ein Eisenmangel zugrunde, sollte ohnehin dessen Ursache abgeklärt und behandelt werden. Meist führt dies auch zu einer Besserung der Beschwerden des Restless-Legs-Syndroms. Dies kann auch zutreffen, wenn eine schlecht eingestellte Blutzuckererkrankung oder eine Erkrankung der unteren Lendenwirbelsäule vorliegt und dann auch behandelt wird.
Ist eine ursächliche Behandlung nicht möglich, kann – da Allgemeinmaßnahmen in aller Regel nicht viel helfen – ein medikamentöser Therapieversuch durchgeführt werden. Es wird vermutet, dass dem Restless-Legs-Syndrom eine Störung des dopaminergen Systems zugrunde liegt. Vor diesem Hintergrund hat sich eine Behandlung (bei älteren Betroffenen) mit der Substanz L-Dopa oder (bei jüngeren Betroffenen) mit Dopaminagonisten bewährt. Die Behandlung ähnelt also der eines Morbus Parkinson. Diese Therapie ist jedoch insgesamt als nicht unkritisch anzusehen: Insbesondere bei der Behandlung mit L-Dopa kann es zu einem Wirkverlust über

Tabelle 3: Beurteilungsbogen zum Restless-Legs-Syndrom

International RLS Severity Scale (IRLS)

1. Wie stark würden Sie die RLS-Beschwerden in Ihren Armen oder Beinen einschätzen?
   □ 4 sehr   □ 3 ziemlich   □ 2 mäßig   □ 1 leicht   □ 0 nicht vorhanden

2. Wie stark würden Sie Ihren Drang einschätzen, sich wegen Ihrer RLS-Beschwerden bewegen zu müssen?
   □ 4 sehr   □ 3 ziemlich   □ 2 mäßig   □ 1 leicht   □ 0 nicht vorhanden

3. Wie sehr wurden die RLS-Beschwerden in Ihren Beinen oder Armen durch Bewegung gelindert?
   □ 4 überhaupt nicht   □ 3 wenig Beschw.   □ 2 mäßig   □ 1 (fast) vollständig   □ 0 keine RLS-Beschw.

4. Wie sehr wurde Ihr Schlaf durch Ihre RLS-Beschwerden gestört?
   □ 4 sehr   □ 3 ziemlich   □ 2 mäßig   □ 1 leicht   □ 0 überhaupt nicht

5. Wie müde oder schläfrig waren Sie tagsüber wegen Ihrer RLS-Beschwerden?
   □ 4 sehr   □ 3 ziemlich   □ 2 mäßig   □ 1 leicht   □ 0 überhaupt nicht

6. Wie stark waren Ihre RLS-Beschwerden insgesamt?
   □ 4 sehr   □ 3 ziemlich   □ 2 mäßig   □ 1 leicht   □ 0 nicht vorhanden

7. Wie oft sind Ihre RLS-Beschwerden aufgetreten?
   □ 4 sehr oft   □ 3 oft   □ 2 manchmal   □ 1 selten   □ 0 überhaupt nicht
   (6–7 Tage/Woche) (4–5 Tage/Woche) (2–3 Tage/Woche) (1 Tag/Woche)

8. Wenn Sie RLS-Beschwerden hatten, wie stark waren diese durchschnittlich?
   □ 4 sehr   □ 3 ziemlich   □ 2 mäßig   □ 1 leicht   □ 0 nicht vorhanden
   (≥ 8 h/Tag) (3–8 h/Tag) (1–3 h/Tag) (< 1 h/Tag)

9. Wie sehr haben sich Ihre RLS-Beschwerden auf Ihre Fähigkeiten ausgewirkt, Ihren Alltagstätigkeiten nachzugehen, z.B. ein zufriedenstellendes Familien-, Privat-, Schul- oder Arbeitsleben zu führen?
   □ 4 sehr   □ 3 ziemlich   □ 2 mäßig   □ 1 leicht   □ 0 überhaupt nicht

10. Wie stark haben Ihre RLS-Beschwerden Ihre Stimmung beeinträchtigt, waren Sie z.B. wütend, niedergeschlagen, traurig, ängstlich oder gereizt?
    □ 4 sehr   □ 3 ziemlich   □ 2 mäßig   □ 1 leicht   □ 0 überhaupt nicht

Ergebnis _____

International Restless Legs Rating Scale

Sehr schwer:	Schwer:	Mittel:	Mild:	Kein:
31–40 Punkte	21–30 Punkte	11–20 Punkte	1–10 Punkte	0 Punkte

die Zeit kommen, so dass die Indikation zur Einleitung einer solchen Therapie streng und nur nach Absprache mit einem in diesen Fällen erfahrenen Arzt erfolgen sollte.
Häufig ist das Restless-Legs-Syndrom mit einer weiteren Erkrankung verbunden, dem Syndrom der periodischen Beinbewegungen (PLMS). Bisher ist noch unklar, ob es sich nicht um verschiedene Manifestationsarten ein und derselben Erkrankung handelt.

6.2 Syndrom der periodischen Beinbewegungen (PLMS)

Das Syndrom der periodischen Beinbewegungen (Periodic Limb Movement Syndrome, PLMS) findet sich häufig bei Patienten mit Restless-Legs-Syndrom, beide Erkrankungen können jedoch auch unabhängig voneinander vorkommen. Das PLMS ist eine schlafbezogene Bewegungsstörung, die dem Betroffenen in aller Regel nicht bewusst ist!
Wie der Name sagt, kommt es beim PLMS wiederholt während des Schlafes zu Zuckungen der Muskulatur, meistens der Beine, seltener auch der Arme. Diese Zuckungen treten periodisch auf, d. h. der Abstand zwischen den einzelnen Muskelkontraktionen ist nahezu konstant. Betroffen sein können die Extremitäten einzeln oder auch zeitgleich. Diese Schlafstörung tritt vor allem im Leichtschlaf auf, denn mit zunehmender Schlaftiefe nimmt die Muskelaktivität ab und im sogenannten REM-Schlaf ist der Muskeltonus minimal, die Bewegungsmuskulatur also faktisch gelähmt.
Die Muskelzuckungen können per Definition in einem Abstand von 5–90 sec auftreten; die einzelne Bewegung dauert zwischen 0,5 und 5 sec. Diese Muskelkontraktionen dürfen nur dann bewertet werden, wenn mindestens 4 Bewegungen »im Block« auftreten (**Abb. 9**).
Bei der Beurteilung einer Schlaflaboraufzeichnung wird der sog. »Periodic Limb Movement Index« (PLMI) als Anzahl der Muskelkontraktionen gezählt und diese Zahl wird auf die Gesamtschlafzeit bezogen. Als auffällig gilt ein PLMI von 5 oder mehr pro Stunde.
Bedeutung erlangen diese periodischen Extremitätenbewegungen vor allem dann, wenn infolge der Muskelkontraktion eine sogenannte zentralnervöse Weckreaktion (Arousal) auftritt. Vor diesem Hintergrund wird in der Schlaflaboraufzeichnung auch die Anzahl der periodischen Beinbewegungen, die zu einem Arousal geführt haben, bestimmt, und am Ende der Aufzeichnung wird der sogenannte »Periodic Limb Movement Arousal Index«

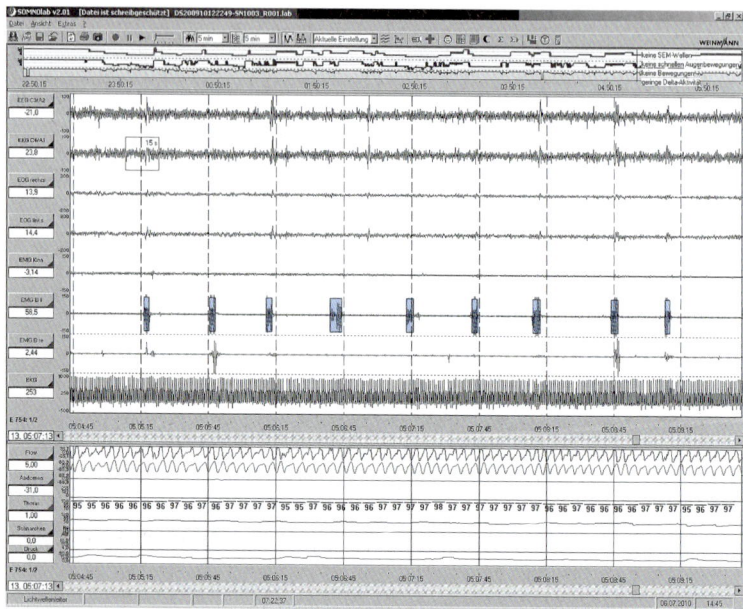

Dargestellt ist ein Ausschnitt aus einer polysomnografischen Registrierung im 5-Minuten-Fenster eines Patienten mit einem Periodic Limb Movement-Syndrom. Im Elektromyogramm des linken Beins und weniger ausgeprägt auch am rechten Bein (FMG B li und EMG B re) sind Tonuserhöhungen erkennbar. Diese treten regelmäßig alle 20–40 Sekunden auf. Im EEG führen sie zu zentral-nervösen Weckreaktionen.

Abbildung 9: Periodic Limb Movement-Syndrom

(PLMAI) angegeben. Diese zentralnervösen Weckreaktionen können die Schlafstruktur so stören, dass Betroffene weniger Tief- und REM-Schlaf haben und als Folge dieser Weckreaktionen entweder nachts bewusst erwachen oder eine so schlechte Schlafqualität haben, dass am nächsten Tag Müdigkeit und Abgeschlagenheit bestehen. Die Definition des Periodic Limb Movement Disorders (PLMD) ist in **Übersicht 6** wiedergegeben.

Dem Restless-Legs-Syndrom und dem Syndrom der periodischen Beinbewegungen liegen in der Regel die gleichen Ursachen zugrunde. So können auch beim PLMS eine Schwangerschaft, eine Nierenfunktionsstörung, ein Eisenmangel oder eine Zuckererkrankung verantwortlich sein. Es gibt aber auch familiär vorkommende Erkrankungen.

Übersicht 6: Definition des Periodic Limb Movement-Syndroms

- Der Betroffene hat Beschwerden, d. h. er klagt über Ein- oder Durchschlafstörungen oder eine Tagesbefindlichkeitsstörung (z. B. Tagesmüdigkeit).
- Ggf. werden die Muskelzuckungen vom Partner bemerkt.
- In der Schlaflaboraufzeichnung lassen sich wiederholt Bewegungen der Extremitäten nachweisen, wobei die Einzelbewegungen zwischen 0,5 und 5 sec andauern, im Cluster von mindestens 4 Bewegungen auftreten und das Intervall zwischen den Bewegungen zwischen 5 und 90 sec liegt.
- Eine andere Grunderkrankung wurde ausgeschlossen.
- Andere Schlafstörungen (insbesondere die Schlafapnoe) können vorliegen, verursachen die Bewegungen jedoch nicht.

Wie auch beim Restless-Legs-Syndrom liegt die Therapie meist – wenn keine ursächliche Behandlung möglich ist und Beschwerden bestehen – in einem medikamentösen Ansatz durch Beeinflussung des dopaminergen Systems. In Einzelfällen können Benzodiazepine oder sogar Opioide zum Einsatz kommen.

6.3 Hypersomnie

Schlafmedizinisch spricht man dann von *Hypersomnie*, wenn eine ausgeprägte Schläfrigkeit am Tage besteht. Schlafattacken können auftreten und in seltenen Fällen ist auch der Zeitraum vom Aufwachen bis zur völligen Wachheit verlängert. Liegt eine solche Störung über einen Zeitraum von mindestens einem Monat nahezu täglich vor, hat die Hypersomnie Krankheitswert. Ergibt eine Befragung Hinweise auf eine Hypersomnie, sind Fragebogen einzusetzen, die über das Schlafverhalten Aufschluss geben und auch das Ausmaß der Schläfrigkeit bewerten können. Bestätigt sich der Verdacht einer Hypersomnie, sollten Betroffene in einer schlafmedizinischen Ambulanz vorgestellt werden, die dem Standard der DGSM entspricht oder durch einen von der Ärztekammer geprüften Schlafmediziner geleitet wird.

Einer Hypersomnie können viele Erkrankungen zugrunde liegen, die in **Übersicht 7** aufgeführt sind.

Übersicht 7: Erkrankungen, die zu einer vermehrten Schläfrigkeit (Hypersomnie) führen können

- Hypersomnie bei Erkrankungen des zentralen Nervensystems
- Hypersomnie bei schlafgebundenen Atmungsstörungen
- Hypersomnie bei schlafgebundenen Bewegungsstörungen
- Hypersomnie bei Verhaltensstörungen und psychologischen Störungen
- Hypersomnie bei psychiatrischen Erkrankungen
- Hypersomnie bei Störungen des Schlaf-Wach-Rhythmus
- Narkolepsie
- Periodische Hypersomnie
- Idiopathische Hypersomnie
- Hypersomnie durch organische Erkrankungen (Schädelhirntrauma, Schlaganfall)
- Entzündliche ZNS-Erkrankung (Multiple Sklerose)
- Tumoren
- Neurodegenerative Erkrankungen (Parkinson, Demenz)
- Psychophysiologische Insomnie
- Hypersomnie durch inadäquate Schlafhygiene
- Akute psychoreaktive Insomnie/Hypersomnie
- Psychiatrische Erkrankungen (Schizophrenie, Depression)
- Medikamentenabusus sowie Nebenwirkungen von Medikamenten

Häufige und sehr gut behandelbare Ursachen sind die Schlafapnoe, das Restless-Legs-Syndrom und auch das PLMS.

Folgende vier Erkrankungen, die zur Hypersomnie führen können, sind besonders zu diskutieren: die Narkolepsie, die psycho-physiologische Insomnie und Hypersomnie, Hypersomnie als Folge einer inadäquaten Schlafhygiene und die Hypersomnie bei psychoreaktiver Schlafstörung.

a) Narkolepsie

Die Narkolepsie ist eine schlafmedizinische Erkrankung, der eine Störung der Schlaf-Wach-Regulation zugrunde liegt. Das Vollbild der Erkrankung

6.3 Hypersomnie

wird durch vier Symptome charakterisiert: Tagesschläfrigkeit, Kataplexien, Schlaflähmungen und schlafbezogene Halluzinationen (s. u.). Typisch sind vor allem *Tagesschläfrigkeit* und imperative Tagesschlafepisoden, bei denen Betroffene in monotonen oder in entspannten Situationen ein extremes Schlafbedürfnis haben, dem sie dann auch nachgeben müssen. Die Schlafattacken sind meist kurz (10–20 Minuten), anschließend ist der Narkolepsie-Patient für mehrere Stunden erfrischt und leistungsfähig.

Kataplexien sind das narkolepsiespezifischste Symptom. Sie äußern sich als ein plötzlicher Verlust des Tonus der Haltemuskulatur, der nur einzelne Muskelgruppen betreffen, oder aber auch komplette Stürze verursachen kann. Ausgelöst werden Kataplexien durch intensive Gefühlsempfindungen wie Überraschung, Ärger oder Freude. Das Bewusstsein ist in diesen Phasen immer erhalten.

Schlaflähmungen sind gekennzeichnet durch eine vorübergehende völlige Bewegungsunfähigkeit, die entweder beim Einschlafen (hypnagoge Lähmungen) oder beim Aufwachen (hypnopompe Lähmungen) auftritt.

Das vierte klassische Symptom der Narkolepsie sind die *hypnagogen* oder *hypnopompen Halluzinationen*, d. h. dass in der Einschlaf- oder Aufwachphase Trugwahrnehmungen auftreten, die visuell, akustisch oder auch taktil sein können. Diese Halluzinationen können für die Betroffenen extrem furchtauslösend sein.

Die meisten Narkolepsie-Patienten leiden unter einem gestörten Nachtschlaf mit oftmals langen Wachzeiten. In aller Regel beginnt Narkolepsie im jungen Erwachsenenalter. Studienergebnisse legen nahe, dass eine genetische Prädisposition besteht, da über 98 % der Narkoleptiker HLA-DR2- und DQB1*0602-positiv sind, wobei diese Typisierung nur bei 25 % der Normalbevölkerung nachweisbar ist.

Die Diagnose der Narkolepsie wird anhand der klassischen Symptome gestellt. Die Sicherung erfolgt durch Polysomnografie und den multiplen Schlaflatenztest (MSLT) (**Kapitel 8.2**). Aus der Polysomnografie werden ein erhöhter Anteil an Leichtschlaf, ein vermehrter Wechsel von Schlafstadien sowie häufige Weckreaktionen ersichtlich. Im MSLT zeigen sich eine verkürzte Einschlaflatenz von unter 8 Minuten und mindestens zwei vorzeitig auftretende REM-Phasen (Sleep-Onset-REM). Bei unklarer Symptomatik oder dem Fehlen eindeutiger Kataplexien kann eine Bestimmung der Substanz Hypocretin im Liquor (Gehirnwasser) Klarheit schaffen. Deren Wert ist bei Narkolepsie mit Kataplexien erniedrigt bis nicht nachweisbar.

b) Psychophysiologische Insomnie und Hypersomnie

Man geht davon aus, dass 1 % bis 2 % der Allgemeinbevölkerung an einer psychophysiologischen Insomnie oder Hypersomnie leiden. Hierbei handelt es sich um eine chronische psychogene Störung. Charakteristisch ist eine erhöhte körperliche Angespanntheit mit einem erlernten Fehlverhalten. Auslöser ist oftmals ein emotional besetztes Erlebnis, das eine akute Schlafstörung auslöst. Dies kann z. B. ein Arbeitsplatzwechsel, eine Beförderung oder der Tod eines nahen Verwandten sein. Trotz Verschwinden dieses Auslösers bleibt die Schlafstörung bestehen und verselbstständigt sich. Die übliche Schlafumgebung verliert dabei zunehmend den Anreizcharakter für das Verhalten Schlaf. In der Folge vergrößert sich die Sorge um den gestörten, bzw. fehlenden Schlaf, was zum Hauptproblem des Patienten und damit zum größten Hindernis für einen adäquaten Schlaf wird. In der Folge bestehen dann tags eine Einschränkung der Leistungsfähigkeit und eine vermehrte Müdigkeit (Hypersomnie). Ein- und Durchschlafen sowie Erholsamkeit des Nachtschlafes gehen verloren (Insomnie), obwohl ausreichend Zeit und Gelegenheit für den Schlaf bestehen. Müdigkeit, Konzentrations- und Gedächtnisstörungen sowie eine erhöhte Anfälligkeit für Unfälle bei der Arbeit und im Verkehr stehen dann im Vordergrund.

Die Diagnose dieser Schlafstörung erfolgt über eine ausführliche Anamnese, das Führen von Schlaftagebüchern und letztlich auch mithilfe der Polysomnografie.

c) Hypersomnie als Folge einer inadäquaten Schlafhygiene

Es gibt Verhaltensweisen, die einen erholsamen Schlaf fördern. Diese Verhaltensweisen werden unter dem Begriff *Schlafhygiene* zusammengefasst. Als inadäquate Schlafhygiene wird die ständige Missachtung schlafhygienischer Prinzipien bezeichnet. Hierzu zählen z. B. das Nichteinhalten von regelmäßigen Schlaf-/Wachzeiten, unkoordinierte Essgewohnheiten, lange

Arbeitszeiten, der Konsum von stimulierenden Substanzen oder Alkohol abends und vor dem Zubettgehen oder das Schlafen in einem unruhigen oder zu lauten Schlafumfeld. In westlichen Industrienationen ist eine inadäquate Schlafhygiene eine häufige Ursache von Müdigkeit am Tage.

d) Hypersomnie bei psychoreaktiver Schlafstörung

Psychoreaktive Schlafstörungen werden auch als Schlafanpassungsstörungen bezeichnet. Es gibt eine Vielzahl von Faktoren, die zu einer akuten Schlafstörung führen können. Diese können psycho-sozialer, psychologischer, aber auch umweltbedingter oder physikalischer Natur sein. Klassische Auslöser für eine Schlafanpassungsstörung sind familiäre Konflikte, akute Krankheiten oder auch Arbeitsplatzwechsel. Aber auch positive Ereignisse wie eine Beförderung können zu einer vorübergehenden Störung des Schlafes führen. Typisch für die Schlafanpassungsstörung ist, dass sie nur kurze Zeit anhält und sich normalerweise zurückbildet, wenn die Anpassung an den Auslöser gelungen ist.

Betroffene berichten dann über insomnische oder hypersomnische Beschwerden. Bei einer Chronifizierung kann eine psychophysiologische Insomnie resultieren, ansonsten ist die Prognose in aller Regel gut.

6.4 Ein- und Durchschlafstörungen (Insomnie)

Insomnie bezeichnet die Symptomatik von Ein- und Durchschlafstörungen; **Übersicht 8** zeigt die verschiedenen Formen auf.

An dieser Stelle soll aus der großen Gruppe der Insomnien nur die *paradoxe Insomnie* beschrieben werden. Sie wird auch als Fehlwahrnehmung des Schlafzustandes bezeichnet. Charakteristisch für diese Insomnieform ist, dass über extrem schwere Probleme durchzuschlafen berichtet wird, eine objektiv fassbare Schlafstörung jedoch nicht vorliegt und in aller Regel die Tagesbefindlichkeit nicht beeinträchtigt ist. Die Fehlwahrnehmung tritt am häufigsten bei jungen Erwachsenen und im mittleren Lebensalter auf. Als Behandlung ist in aller Regel eine Aufklärung über die Harmlosigkeit ausreichend.

Übersicht 8: Insomnien

- Schlafanpassungsstörung (akute Insomnie)
- Psychophysiologische Insomnie
- Paradoxe Insomnie
- Idiopathische Insomnie
- Insomnie durch psychiatrische Erkrankungen
- Inadäquate Schlafhygiene
- Verhaltensbedingte Schlafstörung im Kindesalter
- Insomnie durch Medikamente oder Substanzen
- Insomnie durch körperliche Erkrankung
- Primäre Insomnie
- Extrinsische Insomnie
- Umgebungsbezogene Schlafstörungen
- Lärmbedingte Schlafstörungen
- Höheninsomnie

6.5 Parasomnien

Parasomnien werden im folgenden **Kapitel 7**, Schlafstörungen bei Kindern, besprochen.

7 Schlafstörungen bei Kindern

Auch im Kindesalter können Schlafstörungen auftreten. Die drei häufigsten sind:

- Die Kinder schlafen mehr als Gleichaltrige.
- Während des Schlafes treten besondere Ereignisse, wie z. B. Einnässen (Enuresis nocturna) oder der sogenannte Nachtschreck (Pavor nocturnus), auf.
- Die Kinder haben Schwierigkeiten, ein- und/oder durchzuschlafen.

a) Verlängerte Schlafzeit und vermehrte Müdigkeit tagsüber

Eine Vielzahl von Erkrankungen kann bei Kindern und Jugendlichen zu Tagesmüdigkeit und dem Bedürfnis nach viel Schlaf führen. Beispielsweise können auch schon in dieser Lebensphase schlafbezogene Atmungsstörungen (**Kapitel 3 und 4**) auftreten. Meist handelt es sich dabei um eine obstruktive Schlafapnoe, in der Regel als Folge einer Engstellung der oberen Atemwege, vor allem aufgrund zu großer Gaumenmandeln (Tonsillen) oder vergrößerter Rachenmandeln (Adenoide). Außerdem kann hier auch Übergewichtigkeit verantwortlich sein. Kinder mit einer obstruktiven Schlafapnoe schnarchen meist im Schlaf oder/und haben aufgrund der auch am Tage verengten Atemwege eine nasale Sprache. Die meisten von ihnen weisen eine ausgeprägte Müdigkeit am Tage auf – trotz scheinbar normaler oder sogar verlängerter Schlafzeit –, aber einige fallen durch das scheinbare Gegenteil, nämlich Hyperaktivität, auf. Mit dieser versuchen die betroffenen Kinder, ihre Müdigkeit zu überspielen.

Das sog. Restless-Legs-Syndrom oder das Syndrom der periodischen Beinbewegungen (PLMS) (**Kapitel 6**) kann ebenfalls im Kindes- und Jugendalter auftreten. Neben einem deutlichen Bewegungsdrang, vor allem abends im Bett und in Ruhephasen, kann Müdigkeit am Tag durchaus die einzige Beschwerdesymptomatik sein.

b) Auffälligkeiten während des Schlafes

Parasomnien, d. h. Ereignisse, die während des Schlafes auftreten, werden bei Kindern und Heranwachsenden häufig beobachtet. Hierzu zählen z. B. Albträume, Schlafwandeln, der sogenannte Nachtschreck (Pavor nocturnus) oder nächtliches Einnässen (Enuresis nocturna). Nicht immer haben diese Ereignisse Krankheitswert; sie sind unbedenklich, wenn sie selten auftreten und nicht zu Komplikationen führen.
Ist das Kind durch Parasomnien (z. B. durch Selbstverletzung) gefährdet, oder sind das Kind oder die Familie dadurch stark beeinträchtigt, sollte auf alle Fälle ein Fachmann (Kinderarzt mit schlafmedizinischer Erfahrung) konsultiert werden. Dies ist auch immer dann zu unternehmen, wenn diese Episoden nicht nur sehr häufig, sondern auch relativ spät zum ersten Mal auftreten (z. B. im Alter von 3 Jahren).

Der sog. *Pavor nocturnus* (Nachtschreck) ist dadurch charakterisiert, dass es aus dem Schlaf heraus ein- oder mehrmalig zu Episoden kommt, die mit einem Panikschrei beginnen, und gleichzeitig schnelle Atmung, Schweißausbrüche, Körperbewegungen oder starke Angst bestehen. Diese Episoden treten meist während des ersten Drittels des Schlafes auf und können bis zu 10 Minuten andauern. Die Kinder selbst sind in dieser Phase nur schwer erweckbar und danach häufig desorientiert. Eine Erinnerung an das Geschehen besteht meist nicht. Das Ereignis tritt aus dem Tiefschlaf heraus auf. Betroffen sind meist Kinder um das 7./8. Lebensjahr.

Im Unterschied zum Pavor nocturnus sind *Albträume* dadurch charakterisiert, dass das Kind in der Regel durch Angstträume geweckt wird. Es ist meist weder desorientiert, noch hat es körperliche Symptome. Schlaflabor-Untersuchungen zeigen, dass Albträume meist aus dem REM-Schlaf heraus auftreten.

Eine weitere Parasomnie ist das *Schlafwandeln* (Somnambulismus), bei dem die Kinder ein- oder mehrmals nachts das Bett verlassen und umhergehen. Auch diese Parasomnie tritt überwiegend im ersten Nachtdrittel auf. Kinder, die schlafwandeln, sind meist nur schwer erweckbar und danach desorientiert. Eine Erinnerung an das Geschehen besteht in der Regel nicht. Die Störung tritt aus dem Tiefschlaf heraus auf. Kinder haben in diesen Phasen meist einen leeren, starren Gesichtsausdruck und reagieren nur wenig auf

7 Schlafstörungen bei Kindern

die Bemühungen anderer, das Geschehen zu beeinflussen. Verletzungen können durchaus auftreten, beispielsweise wenn das Kind sich stößt oder eine Treppe herunterfällt.

Unter der sog. *Enuresis nocturna* versteht man das Bettnässen bzw. das nächtliche Einnässen. Eine Enuresis nocturna liegt vor, wenn es zum unwillkürlichen Harnverlust ab einem Alter von fünf Jahren kommt und diese Störung mindestens einmal pro Monat auftritt und über länger als drei Monate besteht. Hierbei ist zu bedenken, dass es eine Reihe von Erkrankungen gibt, wie z. B. die Epilepsie oder andere neurologische Erkrankungen, aber auch Erkrankungen des Harntrakts, bei denen es als Folge zu einem Einnässen kommt. Eine sorgfältige Abklärung der Ursachen ist daher notwendig.

Beim *Bruxismus* handelt es sich um rhythmische Beißbewegungen, die ein Zähneknirschen zur Folge haben. Die Betroffenen bemerken dies in der Nacht meistens nicht, klagen jedoch am Tage häufig über Kiefer-, Zahn- oder auch Kopfschmerzen. An den Zähnen lässt sich eine übermäßige Abnutzung erkennen. Therapeutisch kann vom Zahnarzt eine Aufbissschiene angepasst werden.

c) Ein- und Durchschlafstörungen

Ein- und Durchschlafstörungen (*Insomnien*) treten im Kindes- und Jugendalter relativ häufig auf. Eine Ursache besteht auch darin, dass Kinder noch unregelmäßige Schlafmuster aufweisen, die noch nicht voll entwickelt sind. Von der Definition her darf eine Störung dann als Insomnie bezeichnet werden, wenn sie wenigstens dreimal pro Woche und mindestens einen Monat lang auftritt. Folge von Ein- und Durchschlafstörungen können eine vermehrte Müdigkeit am Tage, aber auch eine Hyperaktivität sein. Dies äußert sich z. T. durch Gereiztheit, schlechte Laune oder »Überdrehtsein«. Oftmals bestehen Ein- und Durchschlafstörungen im Rahmen anderer organischer Erkrankungen.

8 Wie können Schlafstörungen diagnostiziert werden?

8.1 Fragebogen

Basis jeder Diagnostik schlafmedizinischer Erkrankungen ist eine standardisierte Anamnese. Stehen Ein- oder Durchschlafstörungen im Vordergrund, muss der Arzt sich gezielt nach Einschlafzeiten, Dauer bis zum Einschlafen, Häufigkeit des nächtlichen Erwachens, aber auch nach dem subjektiven Gefühl tagsüber erkundigen. Darüber hinaus sollte bei dem Verdacht auf das Vorliegen einer Schlafapnoe ausdrücklich nach Tagesmüdigkeit, Atemstillständen und Schnarchen, aber auch nach unruhigen Beinen gefragt werden. Nach Risikofaktoren wie Übergewicht, fortgeschrittenem Lebensalter, Bluthochdruck, Schnarchen sowie Schläfrigkeit sollte gezielt gesucht werden. Insbesondere bei Insomnien werden *Schlaffragebogen* eingesetzt, so z. B. der SF-A und SF-B, die sich zur quantitativen und qualitativen Beschreibung des Schlafverhaltens und -erlebens von Gesunden und von schlafgestörten Patienten eignen. Hierbei misst der SF-A die subjektive Schlafqualität in der Nacht vor der Befragung, der SF-B erfasst die Schlafqualität der zurückliegenden beiden Wochen.

Tagesschläfrigkeit ist eine der Folgen schlechten Schlafes. Die zwei wesentlichen Fragebogen zur generellen Erfassung der Tagesschläfrigkeit sind die Epworth Schläfrigkeitsskala (Epworth Sleepiness Scale = ESS) und die Stanford Schläfrigkeitsskala (Stanford Sleepiness Scale = SSS). Die Epworth Sleepiness Scale enthält Fragen zu typischen Situationen, in denen sich Tagesschläfrigkeit bemerkbar machen kann. Demgegenüber quantifiziert die Stanford Sleepiness Scale das Ausmaß der subjektiv erlebten Tagesschläfrigkeit zum aktuellen Zeitpunkt.

Bei der Epworth Sleepiness Scale wird also Tagesschläfrigkeit erfasst, unabhängig vom augenblicklichen Zustand und von den Lebensgewohnheiten der Person. Die subjektive Einschlafneigung wird retrospektiv auf einer vierstufigen Skala beurteilt. Die Summe der acht Situationsbeurteilungen gibt einen Hinweis auf das Ausmaß der Tagesschläfrigkeit, wie sie subjektiv eingeschätzt wird (**Tab. 4**). Ermittelte Werte von mehr als 10 Punkten

8.1 Fragebogen

gelten als auffällig, ein Zahlenwert von über 14 Punkten bedeutet eine krankhaft erhöhte Tagesschläfrigkeit. Ergibt die Auswertung einen Punktewert von 8 bis 10, so ist das Ergebnis als grenzwertig einzustufen.

Tabelle 4: Epworth Sleepiness Scale (ESS), Fragebogen zur Tagesschläfrigkeit

Die folgende Frage bezieht sich auf Ihr normales Alltagsleben in der letzten Zeit: Für wie wahrscheinlich halten Sie es, dass Sie in einer der folgenden Situationen einnicken oder einschlafen würden – sich also nicht nur müde fühlen?
Auch wenn Sie in der letzten Zeit einige dieser Situationen nicht erlebt haben, versuchen Sie sich trotzdem vorzustellen, wie sich diese Situationen auf Sie ausgewirkt hätten.
Benutzen Sie bitte die folgende Skala, um für jede Situation eine möglichst genaue Einschätzung vorzunehmen, und kreuzen Sie die entsprechende Zahl an:
- 0 = **würde niemals einnicken**
- 1 = **geringe Wahrscheinlichkeit einzunicken**
- 2 = **mittlere Wahrscheinlichkeit einzunicken**
- 3 = **hohe Wahrscheinlichkeit einzunicken**

Situation	Wahrscheinlichkeit einzunicken			
Im Sitzen lesend	0	1	2	3
Beim Fernsehen	0	1	2	3
Wenn Sie passiv (als Zuhörer) in der Öffentlichkeit sitzen (z. B. im Theater oder bei einem Vortrag)	0	1	2	3
Als Beifahrer im Auto während einer einstündigen Fahrt ohne Pause	0	1	2	3
Wenn Sie sich am Nachmittag hingelegt haben, um auszuruhen	0	1	2	3
Wenn Sie sitzen und sich mit jemandem unterhalten	0	1	2	3
Wenn Sie nach dem Mittagessen (ohne Alkohol) ruhig dasitzen	0	1	2	3
Wenn Sie als Fahrer eines Autos verkehrsbedingt einige Minuten halten müssen	0	1	2	3
Bitte nicht ausfüllen Summe				

8.2 Wie wird Müdigkeit gemessen?

Das Ausmaß der *subjektiven* Müdigkeit kann anhand von Fragebogenanalysen, wie z. B. über die Epworth Sleepiness Scale oder die Stanford Sleepiness Scale, erfasst werden.

Zur Beurteilung der Leistungsfähigkeit stehen zahlreiche apparative Verfahren zur Verfügung. Welches Verfahren eingesetzt wird, hängt maßgeblich davon ab, was getestet werden soll. So können gezielt Fahrtauglichkeit, Arbeitsgedächtnis, Aufmerksamkeit, Vigilanz (unspezifische Reaktionsbereitschaft) oder andere Parameter getestet werden. Zum Einsatz kommen dann in aller Regel computerbasierte Testverfahren. Ein weit verbreitetes Verfahren zur Abschätzung der Leistungsfähigkeit stellt auch der Einsatz von Fahrsimulatoren dar. Diese sind insbesondere bei sozialmedizinischen Beurteilungen von Bedeutung, wie bspw. im Rahmen der Begutachtung von bestimmten Berufsgruppen, die Fahr-, aber auch Steuer- und Überwachungstätigkeiten im Personen- und Gütertransport ausüben.

Zur *objektiven* Messung des Aktivitätsgrades und der Tagesschläfrigkeit gibt es den multiplen Schlaflatenz-Test (MSLT) und den multiplen Wachbleibetest (MWT). Dies sind die beiden einzigen international anerkannten und standardisierten Verfahren; sie sind in Ihrer Durchführung sehr aufwändig

Multipler Schlaflatenztest (MSLT)

Der multiple Schlaflatenztest (Multiple Sleep Latency Test, MSLT) bewertet die Fähigkeit, einschlafen zu können. Als Schlaflatenz wird die Zeit definiert, die zwischen dem Lichtlöschen und der ersten Schlafepoche vergeht. Als REM-Schlaf-Latenz gilt die Zeit zwischen dem Einschlafen und der ersten Epoche REM-Schlaf. Der Test beruht auf der Annahme, dass sich die Dauer bis zum Einschlafen (= Einschlaflatenz) mit zunehmender Müdigkeit und Schläfrigkeit verkürzt.
Patienten, die einen multiplen Schlaflatenztest durchführen, sollten die letzten sieben Tage vor der Untersuchung ein Schlaftagebuch geführt haben, da die Schlafqualität der Tage vor der Untersuchung das Untersuchungsergebnis beeinflussen kann. In der Nacht vor der Messung sollte eine Poly-

8.2 Wie wird Müdigkeit gemessen?

somnografie (**Kapitel 8.3**) durchgeführt werden. Ab mindestens 30 Minuten vor Testbeginn sollte nicht mehr geraucht werden. Die Messung erfolgt in einem abgedunkelten, schallisolierten und klimatisierten Raum im Bett. Zwischen 1,5 und 3 Stunden nach dem morgendlichen Erwachen wird der erste Test durchgeführt. Nachdem die zu untersuchende Person mit allen Messapparaturen versehen ist, die zur Erfassung einer Polysomnografie notwendig sind, wird sie aufgefordert, sich ruhig und entspannt hinzulegen und zu versuchen einzuschlafen. Schläft der Patient nicht ein, so wird der Test nach 20 Minuten beendet. Als Einschlafkriterium gilt das Auftreten von der ersten Epoche eines Schlafstadiums (**Kapitel 8.4**). Bei der Verdachtsdiagnose einer Narkolepsie (**Kapitel 6.3**) wird nach Beginn des Einschlafens noch weitere 15 Minuten gemessen. Tritt innerhalb von 15 Minuten REM-Schlaf auf, so spricht man von Sleep-Onset-REM (SOREM).

So werden insgesamt vier bis fünf Tests im Abstand von jeweils zwei Stunden durchgeführt. Zwischen den Testperioden soll der Patient den Messraum verlassen, nicht schlafen und keine stimulierenden Medikamente einnehmen oder Alkohol trinken. Das Messergebnis ist folgendermaßen zu interpretieren:

Eine Einschlaflatenz von 10 bis 20 Minuten gilt als normal (physiologisch).
Eine Einschlaflatenz zwischen 5 und 10 Minuten wird als moderate Schläfrigkeit gewertet.
Als krankhaft gilt eine Einschlaflatenz von weniger als 5 Minuten.
Zwei oder mehr Perioden von SOREM können als Hinweis auf eine Narkolepsie gewertet werden.

Multipler Wachbleibetest (MWT)

Im Unterschied zum multiplen Schlaflatenztest misst der multiple Wachbleibetest (Maintenance of Wakefulness Test, MWT) die Fähigkeit, sich wach zu halten. Dies ist insbesondere in der Therapiekontrolle bei Erkrankungen mit einer vermehrten Müdigkeit von Bedeutung, so z. B. zur Beurteilung der Fahrtauglichkeit von Schlafapnoe-Patienten. Das Messverfahren ist das gleiche wie beim MSLT. Für Gesunde liegt der Normwert für die mittlere Schlaflatenz bei 12,9 Minuten, bedenklich sind Werte unter 10 Minuten.

8.3 Screeninguntersuchung

Kardiopulmonale Polygrafie

Um Schlafstörungen, insbesondere die schlafbezogenen Atmungsstörungen wie die obstruktive Schlafapnoe oder die zentrale Schlafapnoe, qualitativ und quantitativ besser beurteilen zu können, haben sich polygrafische Messmethoden etabliert. Hierbei handelt es sich um ambulant einsetzbare Monitorsysteme, die Herz-Kreislauf- und Atmungsparameter unter Berücksichtigung der Körperlage messen. Verzichtet wird bei diesem Messsystem auf die Schlafmessung; diese erfolgt in der Polysomnografie.
Es gibt auf dem Markt eine Vielzahl von Messsystemen, die verschiedene Werte, die in sog. Kanälen abgeleitet werden, messen. Auch Einkanalmesssysteme, die also nur eine Messgröße erfassen, können zum Einsatz kommen. Hierzu zählen die Langzeit-Blutdruckmessung, das Langzeit-EKG oder die Langzeit-Sauerstoffmessung. Die üblicherweise verwendeten Systeme sind 4- bis 6-Kanalsysteme, bei denen die Sauerstoffsättigung, der Atemfluss (alternativ der Beatmungsdruck), das Schnarchen, die Körperlage und die Herz- oder Pulsfrequenz, darüber hinaus gelegentlich Atmungsbewegungen registriert werden (**Abb. 10**). Sehr aufwändige Geräte können außerdem Muskelaktivität erfassen.

In aller Regel werden die ermittelten Daten auf Speicherkarten registriert und anschließend computergestützt analysiert. Grundsätzlich sollte jedoch der Befund ärztlicherseits validiert werden.
Ein großer Vorteil ambulanter Messsysteme ist, dass diese in der gewohnten Umgebung Anwendung finden können. Demgegenüber ist als Nachteil zu benennen, dass sie keine Aussagen zum Schlaf und damit keine Informationen zur Beziehung der beobachteten Störung zum Schlafstadium und zu den Auswirkungen auf den Schlaf geben. Ebenso wenig besteht die Möglichkeit zur Kontrolle der Untersuchungsbedingungen, und eine Standardisierung ist kaum gegeben.
Polygrafische Untersuchungen wurden ursprünglich fast ausschließlich zur Früherkennung der obstruktiven Schlafapnoe eingesetzt. Mittlerweile sind sie aber auch anerkannte Verfahren zur Therapie-Kontrolle.

8.4 Schlaflaboruntersuchung

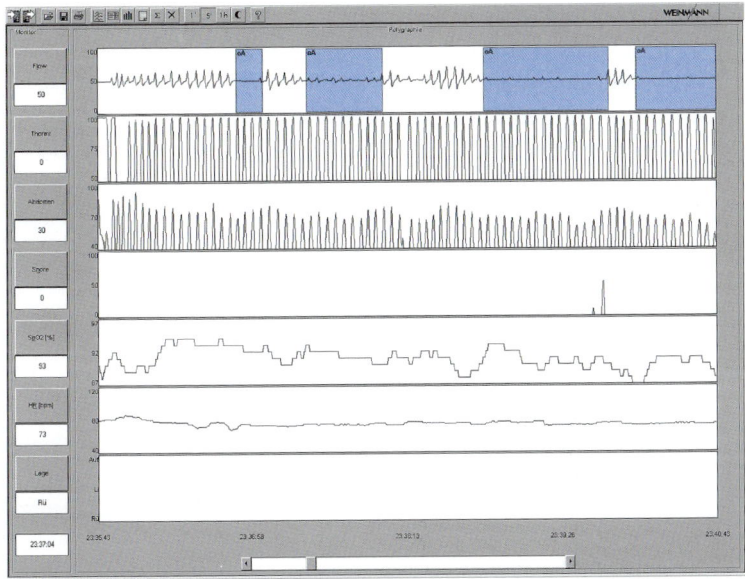

Ausschnitt der Registrierung einer polygrafischen Aufzeichnung eines Patienten mit einer obstruktiven Schlafapnoe. Erkennbar ist, sichtbar in den blauen Rechtecken, das wiederholte Auftreten obstruktiver Apnoen. Diese sind charakterisiert durch ein Sistieren des Luftflusses an Nase und Mund (Flow) bei fortgesetzten Atemexkursionen thorakal und abdominell (Thorax, Abdomen). Eine kardiopulmonale Polygrafie enthält keine Parameter, die zur Schlafstadienanalyse notwendig sind.

Abbildung 10: Kardiopulmonale Polygrafie

8.4 Schlaflaboruntersuchung

Den Erstkontakt mit einem Schlafgestörten hat in aller Regel der Hausarzt. Dieser kann schon differentialdiagnostische Überlegungen anstellen, benötigt aber meist zur weiteren Abklärung Unterstützung: Besteht der Verdacht auf das Vorliegen einer Störung der Atmung im Schlaf, wird er einen Kollegen involvieren, der die Möglichkeit hat, ambulant eine kardiopulmonale Polygrafie durchzuführen. Dies sind in Deutschland in der Regel Lungenfachärzte (Pneumologen) oder HNO-Ärzte, gelegentlich auch Neurologen. Bestehen jedoch Schlafstörungen, verbunden mit neurologischen oder psychiatrischen Störungen, wird er wahrscheinlich einen Neurologen oder Psychiater hinzuziehen.

8 Wie können Schlafstörungen diagnostiziert werden?

Reichen die ambulanten Untersuchungen nicht aus, um eine Schlafstörung exakt diagnostizieren zu können, oder wird eine Behandlung notwendig, deren Einleitung überwacht werden muss, so ist im nächsten Schritt eine Vorstellung und Untersuchung in einem Schlaflabor zu empfehlen. Schlaflabore befinden sich in Deutschland überwiegend an Krankenhäusern, sind in zunehmendem Maße aber auch an Arztpraxen gekoppelt. Formal gibt es somit die stationäre und die ambulante Schlaflabor-Untersuchung. Ist die Schlaflabor-Untersuchung jedoch qualitativ hochwertig – bestehen also technische und organisatorische Voraussetzungen sowie eine entsprechende Prozessqualität –, so ist das Zentrum von der Deutschen Gesellschaft für Schlafforschung und Schlafmedizin (DGSM) akkreditiert und der Ablauf der Untersuchung wird identisch sein. Hierzu zählt insbesondere, dass die Messung in der Nacht überwacht wird und ein schlafmedizinisch geschulter Arzt jederzeit hinzugezogen werden kann. Da die Messung somit außerhalb des häuslichen Umfelds durchgeführt wird, ist der Begriff der ambulanten schlafmedizinischen Untersuchung in einem Schlaflabor eher verwirrend.

In einem Schlaflabor gibt es speziell ausgestattete Untersuchungsräume für Patienten, in denen in Einzelzimmern die Polysomnografie (s. u.) oder auch der MSLT und MWT durchgeführt werden. Ebenso gibt es Auswerte- und Überwachungsräume für das Personal, gegebenenfalls auch Schulungs- oder Lagerräume. Ein von der DGSM akkreditiertes schlafmedizinisches Zentrum sollte in der Lage sein, alle schlafmedizinischen Erkrankungen diagnostizieren und die meisten therapieren zu können. Für die Erkrankungen, die es selber nicht behandeln kann, müssen Kooperationen mit anderen Zentren bestehen. Somit stellt die Akkreditierung ein Gütesiegel und Qualitätszeichen dar und gibt dem Patienten auch die Sicherheit, dass er qualitativ hochwertig versorgt wird.

Wann eine Untersuchung in einem Schlaflabor notwendig wird und die ambulanten Maßnahmen nicht mehr ausreichen, ist eine Entscheidung, die oftmals nur individuell getroffen werden kann. In der Regel wird eine Schlaflaboruntersuchung aber bei folgenden Situationen empfohlen:

- Ausgeprägte Tagesmüdigkeit;
- Ein- und/oder Durchschlafstörungen mit einer Dauer von mehr als vier Wochen;
- Ergebnisse der ambulanten Untersuchungen, die die Notwendigkeit einer Behandlung einer Schlafapnoe ergeben haben;

8.4 Schlaflaboruntersuchung

- Kein Ansprechen auf eine ambulant eingeleitete Therapie bei Restless-Legs-Syndrom oder eine anhaltende Schlafstörung trotz Therapie;
- Gutachterliche Fragestellungen.

Polysomnografie

Die Polysomnografie ist das Standardverfahren zur Diagnose schlafmedizinischer Erkrankungen im Schlaflabor. Bei dieser Untersuchung wird das sogenannte Schlafprofil erstellt. Die drei wesentlichen Messparameter zur Ermittlung des Schlafverlaufs sind das Elektroenzephalogramm (EEG, Hirnstrommessung), das Elektrookulogramm (EOG, Messung der Augenbewegungen) und das Elektromyogramm (EMG, Messung der Muskelaktivität). Mit Hilfe dieser drei Parameter kann eindeutig festgelegt werden, ob der Patient wach ist oder schläft bzw. in welchem Schlafstadium er sich befindet.

Bei der Messung im Schlaflabor wird die sogenannte kardiorespiratorische Polysomnografie durchgeführt, bei der die o. g. klassischen Parameter zur Schlafanalyse um die Messung der Atmung sowie der Beinmuskulatur (zur Erfassung periodischer Beinbewegungen) ergänzt werden. Ein weiterer Bestandteil ist die Videoaufzeichnung. Tabelle 5 gibt die Parameter wieder, die bei der im Schlaflabor üblichen kardiorespiratorischen Polysomnografie erfasst werden.

Mit Hilfe der kardiorespiratorischen Polysomnografie werden also die Funktionen Schlaf, Atmung, Kreislauf und Bewegungen kontinuierlich gemessen und aufgezeichnet. Bei auftretenden Störungen kann abgeschätzt werden, inwieweit diese Einfluss auf die anderen Parameter haben.

Die klassische *Schlafstadienanalyse* erfolgte nach Regeln, die aus dem Jahre 1968 stammen und von Rechtschaffen und Kales erarbeitet wurden. Im Jahre 2007 hat eine Kommission der American Academy of Sleep Medicine (AASM) Regeln publiziert, die 2008 in deutscher Sprache herausgegeben wurden.

Nach der Klassifizierung der Schlafstadien nach Rechtschaffen und Kales wurde die polysomnografische Aufzeichnung in Zeitfenstern von 30 Sekunden (sog. Epochen) analysiert. Jede einzelne dieser Epochen wurde einem von sechs Stadien zugeordnet, die eindeutig anhand der Parameter EEG, EOG und EMG definiert werden können. Diese sechs Parameter sind: das Stadium Wach, das Schlafstadium Non-REM 1, Non-REM 2, Non-REM 3,

Tabelle 5: Messwerte, die bei der kardiorespiratorischen Polysomnografie erfasst werden:

Funktion	Biosignal
Schlaf	EEG (3 Ableitungen) EOG (2 Ableitungen) EMG (1 Ableitung)
Atmung	Luftfluss an Nase und Mund Atmungsbewegungen von Brustkorb und Bauch Atemgeräusch und/oder Schnarchgeräusch Sauerstoffsättigung im Blut
Kardiovaskuläres System	EKG/Herzfrequenz
Bewegung	EMG (am Bein)
Allgemein	Videoaufzeichnung

Darüber hinaus gibt es Messparameter, die bei speziellen Fragestellungen erhoben werden können:

Atmung	Messung des Kohlendioxidwertes (Kapnografie) Betamungsdruck Oesophagusdruck
Kardiovaskuläres System	Arterieller Blutdruck
Magen-Darm-Trakt	Säuremessungen der Speiseröhre (pH-Metrie)
Bewegung	Körperlage

Non-REM 4 und schließlich der REM-Schlaf. Dabei werden als Leichtschlaf die Schlafstadien Non-REM 1 und Non-REM 2 zusammengefasst, als Tiefschlaf die Schlafstadien Non-REM 3 und Non-REM 4. Im EEG wird jeweils die Frequenz und Amplitude der Kurve berechnet und anhand dieser festgelegt, ob sogenannte Beta-, Alpha-, Theta- oder Delta-Wellen vorliegen. Im EOG wird das Vorhandensein und die Art der Augenbewegung (schnell, rollend oder keine) analysiert. Das EMG ermittelt die Stärke der Muskelaktivität. Nach Analyse der einzelnen Epochen kann dann grafisch das Hypnogramm (Schlafprofil) dargestellt werden, in dem die einzelnen Schlafstadien gegen die Zeit aufgetragen sind (**Abb. 1, Kapitel 1**).

Die neue Klassifikation der American Academy of Sleep Medicine unterscheidet nur noch fünf Schlafstadien:

8.4 Schlaflaboruntersuchung

- Schlafstadium W (Wach)
- Stadium N1 (NREM1)
- Stadium N2 (NREM2)
- Stadium N3 (NREM3)
- Stadium REM (REM)

Damit sind die Stadien nach Rechtschaffen und Kales NREM 3 und 4, die den Tiefschlaf charakterisieren, zusammengefasst zum Stadium N3. Aus der Schlafstadienanalyse lassen sich noch weitere Kenngrößen ermitteln, die in **Tab. 6** wiedergegeben sind.

Tabelle 6: Kenngrößen, die im Rahmen der Schlafstadienanalyse (Polysomnografie) erfasst werden können:

Einschlaflatenz	Zeit vom Messbeginn bis zum ersten Auftreten vom Schlafstadium N1.
Tiefschlaflatenz	Zeit vom Messbeginn bis zum ersten Auftreten von N3.
REM-Latenz	Zeit vom Messbeginn bis zum ersten Auftreten von REM-Schlaf.
TIB (Time in Bed)	Die Zeit, die während der Messperiode im Bett verbracht wird.
TST (Total Sleep Time)	Gesamtschlafzeit.
Schlafeffizienz	Angabe in Prozent, berechnet aus dem Quotienten TST/TIB.
Schlafstadiendauer	Dauer jedes einzelnen Stadiums in Minuten.
Anzahl der Schlafzyklen	
Dauer der Schlafzyklen	

Anhand der Parameter EEG, EOG und EMG werden nicht nur die Schlafstadien festgelegt, sondern es können auch sämtliche zentral-nervöse Aktivierungen, die Arousals, erfasst werden (**Abb. 11**). Im Rahmen der kardiorespiratorischen Polysomnografie muss dann ermittelt werden, ob diese Arousals Folge einer gestörten Atmung oder z. B. gestörter Muskelaktivität (wie beim PLMS) sind. Die Schlafauswertung erfolgt in Epochen von 30 Sekunden, die Analyse der Atmung oder der Muskelaktivität der Beine kann durchaus in 4- oder 5-Minuten-Epochen erfolgen.

Der Zeitaufwand für die visuelle Auswertung der Kurven ist sehr hoch. Vor diesem Hintergrund bieten die meisten Computersysteme eine automatische Auswertung insbesondere des Schlafs an. Dies ist jedoch zum jetzigen Zeitpunkt nicht sicher genug, so dass immer auch eine visuelle Kontrolle, also durch einen Menschen, erfolgen muss.

Auch für die Analyse periodischer Beinbewegungen im Schlaf (PLMS) und respiratorischer Ereignisse wie Apnoen, Hypopnoen, Hypoventilationen,

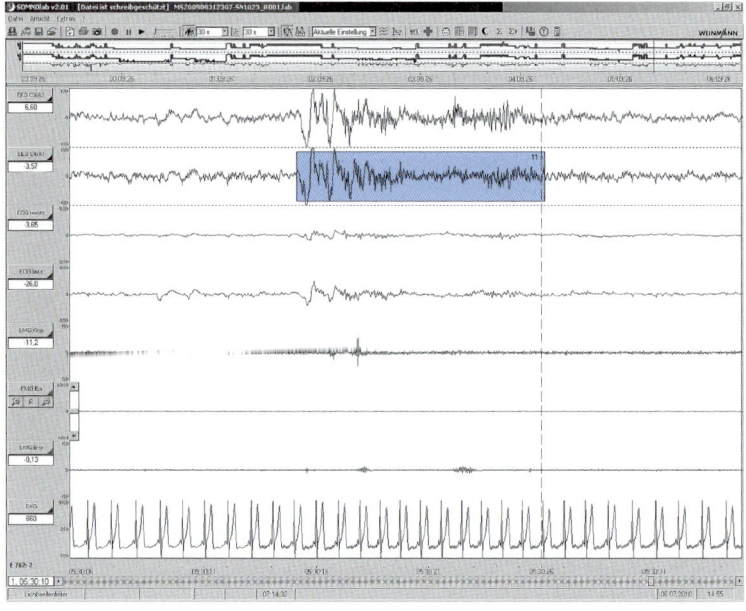

Dargestellt ist der Ausschnitt aus einer polysomnografischen Registrierung im 30 Sekunden-Fenster. Zur Schlafanalyse wesentlich sind das EEG (Elektroenzephalogramm), das EOG (Elektrookulogramm) und das EMG (Elektromyogramm). Der Patient befindet sich im Leichtschlaf (NREM-Schlafstadium 2). In der Mitte des Ausschnittes findet sich, dargestellt im blauen Rechteck, ein Arousal, d. h. eine zentral-nervöse Weckreaktion, über eine Zeitdauer von 10 Sekunden. Erkennbar ist das Arousal durch eine Änderung des EEGs. Parallel hierzu findet sich eine Tonuserhöhung im EMG.

Abbildung 11: Zentral-nervöse Weckreaktion (Arousal)

8.4 Schlaflaboruntersuchung

Respiratory Effort Related Arousals liegen exakte Regeln der American Academy of Sleep Medicine vor. Diese haben zu einer internationalen Vereinheitlichung und damit auch besseren Reproduzierbarkeit der Auswertung geführt.

9 Welche Therapiemöglichkeiten der Schlafstörungen gibt es?

9.1 Tipps für einen gesunden Schlaf

Unabhängig von einer möglicherweise zugrunde liegenden schlafmedizinischen Erkrankung gibt es einige Tipps für einen gesunden Schlaf. Am leichtesten haben es diejenigen, die regelmäßige Schlaf-/Wachzeiten einhalten. Stark variierende Zubettgehzeiten oder Aufstehzeiten können zu deutlichen Ein- und Durchschlafstörungen führen. Zu Bett gehen sollte man, wenn man müde ist. So möglich, gilt es auch für den Morgen, dass man nur dann aufstehen sollte, wenn man sich wach und ausgeschlafen fühlt. Dies ist zwar vor allem im Berufsleben sowie in Verbindung mit anderen Verpflichtungen nur schwer zu realisieren, es sollte jedoch immer dann berücksichtigt werden, wenn dies möglich ist, z. B. an Wochenenden. Fernsehen, Telefonieren und (eingeschränkt) Lesen im Bett können einem gesunden Schlaf im Wege stehen.
Lärmgeplagte sollten Ohrstöpsel benutzen, die Umgebung soll beim Schlafen nicht zu heiß (Idealtemperatur 18–20 °C) und nicht zu hell sein. Grünpflanzen im Schlafzimmer können ungünstig sein, weil sie nachts Kohlendioxid produzieren und Blumenerde ein Nährboden für Pilze sein kann. Schweres Essen und Alkohol können zwar zunächst Müdigkeit auslösen, bewirken aber im Laufe der Nacht oftmals Schlafstörungen. Auch Koffein hat bekanntermaßen eine aufputschende Wirkung, so dass diejenigen, die nach Koffeinkonsum schlecht schlafen, koffeinhaltige Getränke (Kaffee, Schwarz-/Grüntee, Cola, etc.) nur noch morgens oder am frühen Nachmittag zu sich nehmen sollten. Die Dauer der aufputschenden Wirkung des Koffeins ist individuell sehr unterschiedlich, liegt aber meist bei vier bis sechs Stunden.
Gegen einen kurzen Mittagsschlaf mit einer Dauer von 10 bis 15, maximal 30 Minuten ist nichts einzuwenden, längere Mittagschlafepisoden können jedoch dazu führen, dass der abendliche Schlafdruck fehlt und damit Einschlafstörungen provoziert werden. **Übersicht 9** gibt weitere Tipps zur Schlafhygiene.

9.1 Tipps für einen gesunden Schlaf

Übersicht 9: Schlafhygiene

Durch eine grundsätzlich positive Einstellung zum Schlaf und das Einhalten bestimmter Regeln bzgl. Schlafgewohnheiten und Lebensweise können Sie selbst ohne Anwendung „zusätzlicher" Mittel (wie z. B. von Schlafmedikamenten) Ihre Schlafqualität positiv beeinflussen oder sogar gutes Schlafen (wieder) erlernen. Die Schlafmedizin spricht hier von Maßnahmen der Schlafhygiene:

1. Gestalten Sie Ihren Abend entspannend (evtl. baden, Musik hören, lesen, Anwendung von Entspannungstechniken wie Yoga, autogenem Training, Muskelentspannung nach Jacobson). Abends keine aufregenden oder anstrengenden – auch geistig fordernden – Tätigkeiten!
2. Verzichten Sie abends auf Koffeingenuss (Kaffee, Grün-/Schwarztee, Colagetränke)!
3. Verzichten Sie auf abendlichen Nikotin- und Alkoholgenuss (beides wirkt schlafstörend)! Auch wenn Alkohol das Einschlafen fördern kann, wird die Schlafqualität in der Nacht erheblich beeinträchtigt.
4. Vermeiden Sie chronischen Schlafmittelgebrauch und Medikamente, die den Schlaf stören!
5. Halten Sie regelmäßige, gleichbleibende Schlafzeiten ein!
6. Schlafen Sie nicht länger als nötig, um ausgeruht zu sein! Verlassen Sie das Bett, wenn Sie nicht (mehr) müde sind!
7. Verzichten Sie auf Tagesnickerchen!
8. Sorgen Sie für angenehme Schlafbedingungen: angenehm kühle Temperatur, ausreichende Licht- und Schallisolierung, kein Arbeitsmobiliar, bequemes, auf Ihren Körper abgestimmtes Bett!
9. Bei Einschlafschwierigkeiten aufstehen und etwas Beruhigendes tun (lesen, Musik hören), erst bei Müdigkeit wieder zu Bett gehen!
10. Sorgen Sie für eine ausgeglichene Ernährung (regelmäßiges ausgewogenes Essen, leichte Mahlzeit bis spätestens 2–3 Stunden vor dem Zubettgehen, nicht hungrig einschlafen, abends keine größere Trinkmenge)!
11. Sorgen Sie für regelmäßiges, moderates körperliches Training!
12. Beachten Sie sorgfältig die konsequente Therapie eventuell schlafstörender Begleiterkrankungen!
13. Stellen Sie Ihr Leben gerade dort um, wo die Abweichung Ihrer Lebensgewohnheiten von den oben genannten Empfehlungen am größten ist!

Ernährung und Schlaf

Die richtige Ernährung ist wichtig für einen guten Schlaf. Große, schwere Mahlzeiten spät am Abend machen zwar müde, stören aber letztlich den Schlaf, da sie schwer verdaulich sind bzw. vor dem Schlafengehen vom Körper nicht ausreichend verarbeitet werden können. Auch zu wenig Nahrung kann am Abend oder in der Nacht zu einer Unterzuckerung führen, und die in der Folge auftretende Unruhe kann den Schlaf stören. Ideal ist daher eine kleine, warme Mahlzeit mehrere Stunden vor dem Schlafengehen, die zwar Kohlenhydrate und Eiweiß, aber nur wenig Fett beinhalten sollte. Rohkost ist schwer verdaulich und daher am Abend nicht so ideal.

9.2 Schlafen zu zweit

Schlafgewohnheiten können völlig unterschiedlich sein. Das kann dazu führen, dass viele Paare nachts durch den jeweils anderen »genervt« werden und sich gestört fühlen. So sind es häufig Frauen, die vor dem Einschlafen noch lesen möchten, oder Männer, die mit Musik einschlafen wollen. Das gemeinsame Schlafzimmer zu verlassen, wenn man sich durch den anderen gestört fühlt, gilt jedoch bei vielen als Tabubruch. Meist sind es die Frauen, die sich in solchen Situationen ein eigenes Schlafzimmer vorstellen können, und Frauen geben auch an, in den Jahren der Beziehung egoistischer und pragmatischer zu werden, zumindest was Schlafgewohnheiten betrifft. Männern ist es demgegenüber jedoch nicht nur häufig egal, wie die Schlafgewohnheiten der Frauen aussehen, sondern sie fühlen sich meist auch weniger dadurch gestört.

Tipps für das Schlafen zu zweit

a) Ruhe

Schnarcht einer der Partner, können Ohrstöpsel für den anderen sinnvoll sein. In dieser Situation ist jedoch immer sicherzustellen, dass es sich um ein harmloses und nicht um ein krankhaftes Schnarchen handelt (**Kapitel 3**). Oftmals hilft es, wenn Sie Ihren schnarchenden Partner dazu bringen, eine andere Schlafposition einzunehmen, da Schnarchen vor allem in Rückenlage und seltener in Seitenlage auftritt. Ist die Ursache der Ruhestörung nicht das Schnarchen, sondern das Musikhören des Partners, sind Kopfhörer für den einen oder Ohrstöpsel für den anderen hilfreich.

b) Bewegung

Sollten Sie sich durch die Bewegungen Ihres Partners in der Schlafqualität beeinträchtigt sehen, ist zu prüfen, inwieweit die Matratze hier mit Schuld trägt. Ältere Wasserbetten oder Federkernmatratzen sind besonders schwingungsfreudig und können die Bewegungen des Partners so weiterleiten, dass Ihr eigener Schlaf gestört wird. Ist dies der Fall, können getrennte Matratzen oder ein größeres Bett hilfreich sein.

c) Licht

Sollte das abendliche Lesen des Partners Sie am Einschlafen hindern, ist zu überprüfen, ob nicht eine kleinere Leselampe Abhilfe schaffen kann.

Sollten alle genannten Maßnahmen nicht helfen, ist zu überprüfen, ob nicht doch getrennte Betten oder sogar Schlafzimmer den Schlaf von beiden verbessern können. Getrennte Betten sind durchaus kein Indiz für eine gescheiterte Beziehung. Sie können im Gegenteil ein Beweis dafür sein, dass es gelungen ist, einen Kompromiss zu finden, damit beide zu einer guten Schlafqualität – und damit zu einer ausgeglichenen Stimmung tagsüber – finden.

9.3 Therapiemöglichkeiten der Schlafapnoe

Natürlicher Verlauf der obstruktiven Schlafapnoe

Grundsätzlich muss man sich bei jeder Erkrankung fragen, welches Ziel mit einer Behandlung erreicht werden soll. Um diese Frage zu beantworten, muss bekannt sein, wie der Spontanverlauf ohne Therapie aussieht und welchen Effekt eine Therapie haben kann. Für die obstruktive

Schlafapnoe ist bekannt, dass eine spontane Besserung in aller Regel nicht vorkommt. Vielmehr kommt es gerade in der Altersgruppe der 40- bis 60-Jährigen mit leichter oder mittelschwerer obstruktiver Schlafapnoe unabhängig von einer evtl. Gewichtszunahme zu einer Verschlimmerung des Befunds. Hauptrisikofaktor für ein Voranschreiten der Erkrankung ist jedoch in allen Altersgruppen die Zunahme des Körpergewichts.

Allgemeinmaßnahmen bei obstruktiver Schlafapnoe

Grundsätzlich sollten alle Patienten mit einer nachgewiesenen obstruktiven Schlafapnoe Allgemeinmaßnahmen berücksichtigen. Hierzu zählt zuvorderst bei übergewichtigen Patienten die Gewichtsabnahme, da hierbei parallel zur Reduktion des Körpergewichts eine Abnahme der Fettgewebseinlagerungen im Pharynx erzielt werden kann. Dies kann zu einer Erweiterung der Atemwege und damit zu einer Besserung des Befundes führen. Zusätzlich sollten Alkohol und Beruhigungsmittel, die die Muskelspannung (Muskeltonus) während des Schlafes reduzieren können, gemieden werden. Darüber hinaus sind die allgemeinen Regeln der Schlafhygiene (**Kapitel 9.1**) – wie das Einhalten regelmäßiger Schlaf-Wach-Zeiten, das Schlafen in einem ruhigen Umfeld und Vermeiden von Schlafentzug – zu berücksichtigen, da sich diese auch günstig auswirken.

Bei den meisten Patienten mit einer Schlafapnoe bewirken diese Allgemeinmaßnahmen jedoch nur eine geringe Befundbesserung. Bei stark übergewichtigen Patienten kann eine deutliche Gewichtsabnahme zu einem Verschwinden der obstruktiven Schlafapnoe führen.

Bei einigen Patienten tritt die obstruktive Schlafapnoe ausschließlich in Rückenlage auf. Bei diesen kann durch ein Lagetraining und das Erlernen des Schlafens in seitlicher Position eine substanzielle Besserung erzielt werden.

Medikamentöse Therapie

In den letzten Jahren wurde eine Vielzahl von medikamentösen Substanzen zur Behandlung der obstruktiven Schlafapnoe eingesetzt. Hierzu zählen Antidepressiva, sogenannte Methylxanthine (dem Koffein ähnliche Substanzen), Opiatantagonisten oder bestimmte entwässernde Medikamente.

9.3 Therapiemöglichkeiten der Schlafapnoe

Bis zum heutigen Zeitpunkt konnte jedoch für keine dieser Substanzen ein positiver Effekt nachgewiesen werden. Eine medikamentöse Behandlung zur alleinigen Therapie einer isoliert vorliegenden obstruktiven Schlafapnoe ist daher nicht ratsam. Sie kann jedoch in Betracht kommen, wenn gleichzeitig medikamentös behandelbare schlafmedizinische Erkrankungen, wie z. B. das PLMS oder eine Narkolepsie, vorliegen.

Mittlerweile ist bekannt, dass durch *apparative Therapieverfahren*, insbesondere durch die Atmungstherapie mit CPAP, eine substanzielle Besserung des Befunds erzielt werden kann. Diese werden im Folgenden erläutert.

Die Wirkung der nachstehend erläuterten Therapiemöglichkeiten ist – im Unterschied zu den Atmungstherapieverfahren – eher als gering einzuschätzen. Im Einzelfall können sie jedoch in Kombination mit Allgemeinmaßnahmen hilfreich sein.

Unterkieferprotrusionsschienen

Seit vielen Jahren wird die Anwendung von Zahnschienen zur Behandlung der Schlafapnoe empfohlen. In aller Regel bewirken sie eine Vorverlagerung des Unterkiefers um 6–10 mm. Aus diesem Grund werden sie auch Unterkieferprotrusionsschienen genannt. Durch die Vorverlagerung des Unterkiefers kann die Weite des Rachenraums vergrößert und damit die Kollapswahrscheinlichkeit reduziert werden.
Im Vergleich zur Standard-Therapie mit CPAP (s. u.) ist der Effekt dieser oralen Hilfsmittel allerdings deutlich geringer: In aller Regel wird nur eine 50 %-ige Abnahme der pathologischen Atmungsereignisse im Schlaf im Vergleich zum Ausgangsbefund erreicht; das bedeutet faktisch, dass nur ungefähr 30–50 % der Patienten von einer solchen Therapie profitieren.
Bislang gibt es leider keine sicheren Prognosefaktoren, die Aussagen darüber erlauben, welche Patienten von einer Behandlung mit den Unterkieferprotrusionsschienen profitieren würden und deshalb damit behandelt werden sollten. Bisherige Ergebnisse legen nahe, dass die beste Wirkung bei schlanken, jungen, wenig übergewichtigen Patienten mit einer nur leichten bis mittelschweren obstruktiven Schlafapnoe erzielt werden kann. Auch scheinen insbesondere die Patienten, bei denen die obstruktive Schlafapnoe nur in Rückenlage auftritt oder anatomische Besonderheiten vorliegen, die

mit einer Einengung des Pharyngealbereichs verbunden sind, für diese Therapie in Frage zu kommen.

Umgekehrt kann aber auch nicht jeder Patient mit obstruktiver Schlafapnoe mit einer Protrusionsschiene versehen werden. In einer größeren Studie hatte 1/3 aller Patienten sogenannte Kontraindikationen gegen diese Therapieform, d. h. sie konnte bei ihnen nicht durchgeführt werden, beispielsweise aufgrund anatomischer Besonderheiten.

Zungenmuskelstimulation

Wie eingangs beschrieben, kommt es im Rahmen der obstruktiven Schlafapnoe zur Engstellung der oberen Atemwege, weil die Muskelkraft bzw. -spannung im Schlaf zu gering ist. Vor diesem Hintergrund ist der Gedanke nachvollziehbar, dass ein Training der bei der Atmung beteiligten Muskulatur zu einer Besserung des Befundes führen könnte. Die bislang durchgeführten Untersuchungen haben jedoch gezeigt, dass diese Behandlungsform nicht als effektiv angesehen werden kann.

Weitere konservative Therapieverfahren

Auch andere konservative Therapieverfahren wie das Training der Inspirationsmuskulatur (z. B. durch Didgeridoo-Spielen), oder durch den Einsatz von externen und internen Nasendilatatoren, mit denen die Nase erweitert wird, durch Zungenretraktoren, die die Zunge verlagern, durch Nasen-Rachen-Öl, durch Nahrungsergänzungsstoffe, durch Schnarchbrillen (Schnarchen lässt Leuchtdioden aufleuchten) oder durch Magnetkopfkissen und Magnetmatratzen sind zum jetzigen Zeitpunkt für die Behandlung der obstruktiven Schlafapnoe *nicht* hilfreich.

Operative Verfahren

Anatomische Engstellungen der oberen Atemwege können eine obstruktive Schlafapnoe auslösen. Hierzu zählen besonders bei Kindern zu große Mandeln. Entsprechend konnte auch gezeigt werden, dass eine Entfernung der Mandeln (Tonsillektomie) sowohl bei Kindern als auch bei Erwachsen zu einer Besserung oder Normalisierung des Befunds beitragen kann. Operative Verfahren zur Reduktion der Weichteile in den oberen Atemwegen (z. B. mit der Uvulo-Palato-Pharyngo-Plastik, UPPP) können bei bis zu 50 % der Behandelten zu einem Erfolg führen. Hierbei ist jedoch zu bedenken, dass es sich bei diesem Operationsverfahren um einen großen Eingriff handelt, der in aller Regel nicht mehr rückgängig zu machen ist. Daher haben sich in den letzten Jahren schonendere Eingriffe wie das Laser-assistierte Verfahren der Uvulo-Palato-Plastie etabliert. Die Erfolgsquote, was die Beseitigung der obstruktiven Schlafapnoe angeht, liegt bisher jedoch bei weniger als 30 %, so dass nach jetzigem Kenntnisstand diesem Verfahren gegenüber Zurückhaltung geübt werden sollte.

Die Engstellung der oberen Atemwege bei der obstruktiven Schlafapnoe ist in aller Regel nicht auf einen einzigen Ort beschränkt. Vor diesem Hintergrund ist die Überlegung sinnvoll, auf verschiedenen Ebenen operativ tätig zu werden. Bei solchen Eingriffen spricht man von »Multi-Level-Chirurgie«. Die zum jetzigen Zeitpunkt vorliegende Datenlage zeigt, dass die Ergebnisse der Multi-Level-Chirurgie deutlich schlechter sind als die Standardtherapie mit CPAP. Bei denjenigen Patienten, für die eine Beatmungstherapie nicht oder nicht mehr möglich ist, bietet die Multi-Level-Chirurgie jedoch eine sinnvolle Therapieoption. Die Erfolgsrate liegt bei ungefähr 50 %.

Als hocheffizient unter den operativen Therapieverfahren hat sich die sogenannte maxillo-mandibuläre Umstellungsosteotomie erwiesen. Es handelt sich hierbei um ein technisch sehr anspruchsvolles Verfahren, bei dem durch einen operativen Eingriff Ober- und Unterkiefer-Knochen durchtrennt (= Osteotomie) werden, um die normale Anatomie wiederherzustellen und damit die oberen Atemwege zu erweitern. Dieses Therapieverfahren kommt insbesondere bei denjenigen zum Einsatz, die eine Deformität oder Fehlbildung des Gesichtes (eine sogenannte Gesichtsdysmorphie) haben.

Sauerstofftherapie

Bei Patienten mit einer reinen obstruktiven Schlafapnoe ist eine nächtliche Sauerstofftherapie nicht sinnvoll. Sie kann jedoch zum Einsatz kommen, wenn gleichzeitig eine chronisch obstruktive Atemwegserkrankung vorliegt.

In einigen Fällen ist sie auch bei einer Cheyne-Stokes-Atmung angebracht, der Stellenwert ist jedoch eher untergeordnet.

Atmungstherapieverfahren

a) CPAP-Therapie

CPAP steht für continuous positive airway pressure, also einen kontinuierlichen positiven Atemwegsdruck. Seit der Einführung von CPAP in die klinische Routine im Jahre 1981 durch den Australier Sullivan hat sich diese Behandlungsform zur Standard-Therapie der obstruktiven Schlafapnoe entwickelt, weil sie sich durch eine sehr hohe Effektivität auszeichnet. Bei mehr als 90 % der Patienten mit einer obstruktiven Schlafapnoe gelingt mittels CPAP eine Normalisierung der Atmung im Schlaf.

Bei der CPAP-Therapie wird über eine Nasenmaske oder eine Nasen-Mund-Maske ein kontinuierlicher positiver Druck in den oberen Atemwegen aufgebaut. Dieser positive Druck wirkt den negativen Druckschwankungen, die den Kollaps der oberen Atemwege bewirken, entgegen. Damit kann sich die Atmung im Schlaf normalisieren, krankhafte Atmungsereignisse wie Apnoen und Hypopnoen treten nicht auf.

Die Indikation zur Einleitung einer apparativen Therapie mit CPAP wird anhand verschiedener Parameter gestellt. Bei symptomatischen Patienten mit einem obstruktiven Schlafapnoe-Syndrom kann auch ein niedriger Apnoe-/Hypopnoe-Index von nur 5/h ausreichend sein, um eine Therapie-Indikation zu stellen. Aber auch bei asymptomatischen Patienten mit höherem Apnoe-/Hypopnoe-Index sollte, insbesondere dann, wenn sie ein Herz-Kreislauf-Risiko aufweisen, zumindest ein Therapieversuch durchgeführt werden. Vielen Patienten ist nämlich gar nicht bewusst, dass sie unter einem Symptom wie Tagesmüdigkeit oder Tagesschläfrigkeit leiden und sie haben ihren Zustand als normal akzeptiert. Unter einer probatorischen Behandlung merken sie eine Zustandsverbesserung, so dass dann auch die Indikation zur Behandlung besteht.

Die Einleitung einer Behandlung mit CPAP sollte im Schlaflabor mit dem gleichen messtechnischen Aufwand wie die Diagnostiknacht erfolgen. Nur dann kann exakt beurteilt werden, ob sich mit dieser Behandlungsform die Schlafstruktur normalisiert und auch die Atmung wieder regelrecht ist. Mit der Polygrafie kann z. B. im Unterschied zur Polysomnografie nicht erkannt

9.3 Therapiemöglichkeiten der Schlafapnoe

werden, ob noch teilweise Engstellungen der oberen Atemwege bestehen, in deren Folge dann zentral-nervöse Weckreaktionen (Arousals) auftreten. Der applizierte Atmungsdruck liegt bei 4 bis 14 mbar, in Einzelfällen jedoch noch höher, im Mittel bei 8 mbar. Mehrere große Studien haben gezeigt, dass nach ein bis zwei Nächten einer konsequent durchgeführten Behandlung das subjektive Befinden und die Lebensqualität der Betroffenen substanziell ansteigen können. Die Tagesmüdigkeit nimmt ab, da sich die Schlafstruktur normalisiert. Zusätzlich bewirkt die konsequent durchgeführte CPAP-Therapie im Verlauf eine Senkung erhöhter Blutdruckwerte, die Pumpfunktion der linken Herzkammer kann ansteigen, die Funktion der Blutplättchen kann sich normalisieren, eine Fettstoffwechselstörung oder Blutzuckererkrankung kann optimiert werden. Darüber hinaus konnte aufgezeigt werden, dass die Rate von Herzrhythmusstörungen rückläufig ist. Ein positiver Effekt ist auch – dies konnten Langzeituntersuchungen eindeutig nachweisen –, dass sich das Sterblichkeitsrisiko, das bei unbehandelten Schlafapnoe-Patienten ansonsten erhöht ist, wieder normalisieren kann, Schlafapnoe-Patienten mit CPAP also nicht früher sterben als Gleichaltrige ohne diese Störung der Atmung im Schlaf. Es ist jedoch ausdrücklich darauf hinzuweisen, dass dieser extrem positive Erfolg nur dann erzielt werden kann, wenn die Behandlung auch konsequent, d. h. idealerweise jede Nacht, durchgeführt wird.

b) Auto-PAP-Therapie

Bei der konventionellen CPAP-Therapie wird im Schlaflabor der Druck ermittelt und anschließend eingestellt, der notwendig ist, um in allen Schlafstadien (also vor allem auch im REM-Schlaf) und in allen Körperpositionen (auch in Rückenlage) die oberen Atemwege offen zu halten und damit die Mechanismen zu verhindern, die zum Krankheitsbild der obstruktiven Schlafapnoe führen. Dieser Druck wird dann jede Nacht und während der gesamten Schlafzeit appliziert. Allerdings haben nur wenige Patienten einen gleichbleibenden Druckbedarf, um die Atemwege offen zu halten. So kann der Druckbedarf nicht nur innerhalb der Nacht je nach Schlafstadium und Körperposition, sondern auch kurzfristig durch z. B. Schlafentzug oder eine Engstellung im Nasenbereich (z. B. Schwellungen bei Allergien) und darüber hinaus langfristig, beispielsweise durch Änderungen des Körpergewichtes, variieren.

Dieser variierende Bedarf kann durch die autotitrierende PAP-Therapie erfüllt werden. Im Unterschied zu den konventionellen CPAP-Systemen werden hier kontinuierlich Veränderungen des Atemflusses oder der Änderung des Widerstandes in den oberen Atemwegen erfasst und in der Folge eine Druckanpassung automatisch vorgenommen. Dies hat zur Konsequenz, dass sich der maschinell abgegebene Druck während der gesamten Nacht ändern kann und intraindividuell auch von Tag zu Tag – je nach Körperposition, Schlafstadium oder anderen Faktoren – unterschiedliche Druckverläufe dokumentiert werden können.

Aufgrund theoretischer Überlegungen sind diese autotitrierenden Systeme insbesondere für die Patienten vorteilhaft, die nur kurzzeitig krankhafte Atemmuster während des Schlafes (z. B. während des REM-Schlafes oder in Rückenlage) aufweisen. Untersuchungen über die Langzeit-Effektivität bei der Behandlung mit einem autotitrierenden System haben zeigen können, dass diese der konventionellen CPAP-Therapie vergleichbar ist; der im Mittel abgegebene Druck ist in den meisten Studien sogar niedriger gewesen. In bestimmten Untergruppen ist die Langzeit-Compliance besser, also die Bereitschaft des Betroffenen, die Behandlung regelmäßig fortzuführen. Dies betrifft oftmals ältere Patienten mit einer stärker gestörten Schlafstruktur und Patienten mit lageabhängiger obstruktiver Schlafapnoe.

c) Bilevel-PAP-Therapie (BIPAP)

Bilevel-PAP-Geräte (BiPAP-Geräte) ermöglichen, dass der Atemdruck in der Ein- und Ausatmungsphase jeweils getrennt eingestellt werden kann. Sinnvoll ist der Einsatz eines solchen Gerätes insbesondere dann, wenn inspiratorisch ein hoher CPAP-Druck benötigt wird und die Ausatmung durch diesen hohen Druck erschwert ist. Dies kann auch bei chronischen Atemwegserkrankungen der Fall sein. In einer solchen Situation haben Bilevel-PAP- und CPAP-Geräte die gleiche Wirksamkeit auf die obstruktive Schlafapnoe, aber das Bilevel-Gerät wird unter Umständen aufgrund des niedrigeren Druckes in der Ausatemphase besser angenommen.

9.3 Therapiemöglichkeiten der Schlafapnoe

d) Kontrollierte Beatmungsverfahren

Bei der reinen obstruktiven Schlafapnoe sind in aller Regel CPAP- oder Bilevel-Therapieverfahren ausreichend wirksam. Liegen jedoch Hypoventilationssyndrome und zentrale schlafbezogene Atmungsstörungen vor, kann es notwendig werden, kontrollierte Beatmungsverfahren einzusetzen. Diese werden idealerweise nicht-invasiv und nächtlich durchgeführt, das bedeutet, dass Patienten auch mit einer Nasen- oder Mund-Nasen-Maske und nicht über einen Tubus oder eine Trachealkanüle beatmet werden. Dieses Beatmungsverfahren unterstützt mechanisch die Atmungstätigkeit des Patienten bzw. sie ersetzt diese komplett.

e) Adaptive Servo-Ventilation

Die adaptive Servo-Ventilation wird auch »antizyklisch modulierte Ventilation« genannt. Sie stellt ein nicht-invasives Beatmungsverfahren dar, das speziell für Patienten mit einer Cheyne-Stokes-Atmung entwickelt wurde. Das Gerät analysiert während der Benutzungszeit kontinuierlich das Atmungsmuster des Patienten. Ändert sich dieses Muster, so erhält der Patient eine Druckunterstützung. Das bedeutet, dass der Patient in Phasen einer stabilen Atmung nur eine minimale Druckunterstützung erhält; beim Nachlassen der Spontanatmung unterstützt oder übernimmt das Gerät komplett die Beatmung.

Dieses Beatmungsverfahren hat sich deshalb besonders bei Patienten mit Cheyne-Stokes-Atmung bewährt, da diese Atmungsstörung charakterisiert ist durch Phasen verminderter, aber auch vermehrter Atmung, und zwischenzeitlich auch Atempausen auftreten können. In den Atempausen beatmet dann das Gerät den Patienten, in den Phasen verminderter Atmung gibt das Gerät eine geringe Atmungsunterstützung ab, und in den Phasen mit vermehrter Atmung wird die Unterstützung maximal zurückgefahren. In mehreren Studien konnte aufgezeigt werden, dass sich Patienten mit einer Cheyne-Stokes-Atmung mit einer adaptiven Servo-Ventilation sehr gut behandeln lassen: Der Apnoe-/Hypopnoe-Index als Maß der Schwere der Erkrankung lässt sich substanziell reduzieren, darüber hinaus berichten betroffene Patienten von einer Verbesserung der Tagesmüdigkeit und des subjektiven Befindens. Objektive Messungen können zusätzlich zeigen, dass REM- und Tiefschlaf zunehmen und sich die Schlafqualität verbessert. Die Konzentration von Stresshormonen im Blut und im Urin nimmt ab und die Pumpfunktion des linken Herzens verbessert sich.

10 Wie sieht die weitere Behandlung aus?

10.1 Austauschbarkeit von Geräten

Idealerweise sollte ein Patient im Schlaflabor auf das Gerät eingestellt werden, das er auch im häuslichen Umfeld weiter verwendet. Dies ist deshalb wichtig, weil es spezifische Gerätecharakteristika gibt. So sind die Druckeinstellungen nicht immer von einem Gerät auf das andere übertragbar und einzelne Geräte haben Einstellmöglichkeiten, die andere nicht bieten.

Es kommt jedoch wiederholt vor, dass Krankenkassen Geräte austauschen, um damit eine billigere Versorgung zu erzielen. Dies ist natürlich ein legitimer Ansatz entsprechend dem Wirtschaftlichkeitsgebot in der sozialen Gesetzgebung. Im Fall von modernen und sehr druckstabilen konventionellen CPAP-Geräten mag es durchaus möglich sein, dass Geräte ausgetauscht werden können, ohne dass es zu einer schlechteren Versorgung der Patienten kommt. Bei komplizierteren Geräten, insbesondere bei Heimbeatmungsgeräten oder den adaptiven Servo-Ventilationsgeräten, kann der Austausch jedoch zu einer schlechteren Versorgung des Patienten führen. Daher sollte bei einem Austausch des Gerätes durch die Krankenkassen immer mit dem Schlaflabor Rücksprache gehalten werden, um zu entscheiden, wie weiter zu verfahren ist.

10.2 Nebenwirkungen

Der hohen Effektivität der CPAP- oder Bilevel-Therapie steht leider eine relativ hohe Rate von bis zu 50 % an Nebenwirkungen entgegen. Bedrohliche Nebenwirkungen sind extrem selten und wurden bislang nur in der ersten Behandlungsnacht und nur bei einzelnen Patienten beobachtet: eine akute Verschlechterung der Pumpfunktion des rechten und/oder linken Herzens (akute Herzinsuffizienz), akute Luftnot durch Verlegung der Atemwege durch eine lange, weiche Epiglottis (Kehldeckel), generalisierte Krampfanfälle, Phasen von Hypoventilationen bei noch unzureichender Druckeinstellung. Da diese Nebenwirkungen zwar nur selten vorkommen, aber im Falle des Auftretens durchaus lebensbedrohlich sein können, sollte die Einstellung auf ein Atmungs- oder Beatmungsverfahren unbedingt im Schlaflabor durchgeführt werden.

Ist die Einstellung auf eine apparative Therapie erfolgt, so stehen die positiven Effekte im Vordergrund, nämlich die Besserung des klinischen Befunds und der positive Einfluss auf das Herz-Kreislauf-System. Ernsthafte Nebenwirkungen treten im Verlauf nicht mehr auf; auch ist selbst bei langjährigem Gebrauch eine Schädigung der Lunge nicht zu erwarten.

Die im Verlauf der Behandlung auftretenden Nebenwirkungen sind meist nur lokal und zum Teil auch nur als Unbequemlichkeit der Therapie zu bezeichnen: Reizung bzw. Austrocknung der Nasenschleimhäute, Druckstellen durch die Maske, Maskenleckagen und damit auch Austrocknung der Bindehäute, Luftaustritt aus dem Tränen-Nasenkanal, Geräuschbelästigung sowie Erschwernis bei der Ausatmung gegen den positiven Atmungsdruck. Diese Nebenwirkungen zwingen nur selten zum Abbruch der Therapie und sind in aller Regel gut behandelbar. So helfen bei trockenen Schleimhäuten Nasensalben, Nasenöl oder auch Luftbefeuchter. Druckstellen durch die Masken sind heute sehr selten geworden; neben einer Vielzahl von konfektionellen Masken stehen als Alternative auch individuell gefertigte Modelle zur Verfügung. Auch die Geräuschbelästigung dürfte bei den neueren Geräten kein Problem mehr darstellen, da der Geräuschpegel in aller Regel unter 30 Dezibel liegt. Wird die Ausatmung gegen den eingestellten Druck als zu unangenehm beschrieben, so können Geräte zum Einsatz kommen, die in der Ausatemphase den Druck absenken.

10.3 Compliance

Unter Compliance versteht man die Bereitschaft des Patienten zur Mit- und Zusammenarbeit. Ohne diese kann der Effekt einer Therapie nicht erzielt werden. Compliance ist ein problematisches Thema in der Medizin: So liegt sie z. B. bei Patienten mit einem hohen Blutdruck, die medikamentös behandelt werden sollten, bei max. 50 % nach einem Jahr und deutlich niedriger nach mehreren Jahren, das bedeutet, dass höchstens jeder zweite Patient nach einem Jahr Behandlung seine Medikamente noch regelmäßig einnimmt. Die Bluthochdruck-Patienten, die Entwässerungstabletten

(Diuretika) einnehmen, von der Behandlung also Unannehmlichkeiten (vermehrte Toilettengänge, zum Teil auch nachts) erfahren, haben eine Compliance von nur 30 %. Dies beeinträchtigt den Behandlungserfolg maßgeblich. Die Compliance ist meist besonders niedrig bei den Erkrankungen, bei denen der Betroffene keinen subjektiven Nutzen von der Behandlung verspürt. Patienten mit einer obstruktiven Schlafapnoe profitieren aber in aller Regel subjektiv sehr stark von einer Therapie, und dieser Gewinn an Lebensqualität ist in aller Regel deutlich höher als die Unannehmlichkeit der Behandlung. Daher ist die Compliance bei Schlafapnoe im Vergleich zu anderen Erkrankungen sehr hoch: Sie liegt auch nach mehreren Jahren noch bei über 70 %. Es ist schwierig zu sagen, wo der Grenzwert der Benutzungsdauer der apparativen Therapie liegt, um von einer guten Compliance sprechen zu können. An sich sollte ein Patient sein CPAP- oder Bilevel-Gerät immer, wenn er schläft, benutzen. Mittlerweile ist jedoch erwiesen, dass es nicht schadet, wenn der Betroffene die Therapie einmal eine Nacht überhaupt nicht oder nur verkürzt benutzt. Um einen guten Behandlungserfolg zu erzielen, sollte jedoch eine Mindestnutzung von fünf Stunden pro Nacht an mindestens fünf Nächten pro Woche eingehalten werden. Bei der obstruktiven Schlafapnoe kann die Compliance gesteigert werden, wenn der Patient und auch der Partner geschult werden und damit die Möglichkeit zur Hilfestellung bei aufkommenden Problemen besteht. Hier scheinen auch die Selbsthilfegruppen wesentlichen Einfluss zu haben. Erhöht wird die Bereitschaft zur Behandlung auch durch regelmäßige Kontrolluntersuchungen.

10.4 Kontrolluntersuchungen

Apparative Therapien sind bei der obstruktiven Schlafapnoe in aller Regel Dauertherapien. Daher sollten Patienten unter der laufenden Behandlung regelmäßig nachuntersucht werden. Die kritischste Phase hinsichtlich der Nutzung sind die ersten drei Monate. Daher sollte nach diesem Zeitraum eine Kontrolluntersuchung im Schlaflabor mit Polysomnografie erfolgen. Hier kann objektiv der Effekt der Therapie dokumentiert werden, darüber hinaus sind subjektiver Therapieerfolg, Compliance und Nebenwirkungen zu erfassen. Gegebenenfalls kann dann die Therapie optimiert werden.

Durch eine Änderung von Lebens- und Schlafbedingungen, eine neue medikamentöse Therapie oder insbesondere durch eine Gewichtsänderung kann eine Anpassung der Atmungsdruckwerte notwendig werden. Daher sind auch im weiteren Verlauf der Behandlung ärztliche Kontrolluntersuchungen notwendig, um optimale Geräteeinstellungen zu gewährleisten. Diese sollten auch bei klinischer Beschwerdefreiheit zumindest einmal jährlich durchgeführt werden. Eine ambulante Polygrafie ist hierbei fast immer ausreichend.

10.5 Gerätereinigung und Wartung

Bei Fragen rund um den Umgang mit dem Gerät steht in aller Regel das zuständige Schlaflabor mit Rat und Tat zur Seite, außerdem bieten die meisten Gerätehersteller eine Hotline an, deren Telefonnummern auf dem Gerät vermerkt sind, oder sie haben eine entsprechende Internetpräsenz mit Patienten-Portalen.

Reinigung des Gerätes bzw. der Gerätebestandteile

Generell dürfen bei der Reinigung keine scharfen Reinigungsmittel verwendet werden. Die Atemmaske sowie das Ausatemsystem sollten täglich entsprechend der Gebrauchsanweisung gereinigt werden, und etwa alle 12 Monate sollten diese Teile ersetzt werden. Am Gerät lassen sich ein Grobstaub- und ein Feinstaubfilter unterscheiden. Diese sollten alle 6 Monate (Grobstaub) bzw. nach 1 Monat (Feinstaub) gewechselt werden. Der Grobstaubfilter muss einmal in der Woche unter klarem Wasser gereinigt werden. Der Feinstaubfilter hingegen kann nur ausgetauscht werden. Die meisten Geräte zeigen übrigens an, wann ein Filterwechsel notwendig ist.
Einige Patienten nutzen zudem einen Atemluftbefeuchter, welcher täglich gereinigt werden sollte, um eine bakterielle Besiedelung zu verhindern. Der Atemschlauch ist entsprechend ebenfalls täglich zu reinigen, am besten wird er mit etwas Spülmittel in warmem Wasser abgespült. Ganz wichtig ist, ihn gründlich mit klarem Wasser nachzuspülen, bis keine Rückstände mehr erkennbar sind. Danach muss das Schlauchsystem vollständig getrocknet werden. Die Geräte haben dafür meistens spezielle Trocknungs-

programme, die im Einzelfall in der jeweiligen Gebrauchsanweisung beschrieben werden.

Reinigung bei bzw. nach Infektionskrankheiten

Nach Infektionskrankheiten oder übermäßiger Verschmutzung ist eine Desinfektion des Schlauchsystems bzw. der Maske empfehlenswert. In diesem Fall sollte ein geeignetes Desinfektionsmittel gemäß der Gebrauchsanweisung benutzt werden. Die Vorgehensweise ist die gleiche wie bei der normalen Reinigung. Hier sollte, wie vor jeder Reinigung, die Stromverbindung des Geräts unterbrochen werden.

Funktionskontrollen

In regelmäßigen Abständen sollte eine Funktionskontrolle der Geräte erfolgen. Die jeweiligen Intervalle, in der Regel etwa alle sechs Monate, werden vom Hersteller angegeben. Beispielsweise können Sie eigenständig überprüfen, ob der verordnete CPAP-Druck nicht mehr als +/− 1 mbar abweicht. Sollte die Abweichung größer sein, ist der Fachhändler oder der Gerätehersteller zu kontaktieren, um den Fehler zu beheben.

Wartung

Es sollten regelmäßige Wartungen durchgeführt werden, deren Fristen bzw. Intervalle der jeweiligen Geräteinformation zu entnehmen sind. Nach durchschnittlich 5.000 Betriebsstunden bzw. spätestens alle 2 Jahre sollte eine Wartung erfolgen. Der Wartungsumfang umfasst dabei eine Prüfung der Funktionsfähigkeit, einen Filterwechsel, eine hygienische Aufbereitung des Geräts und den Austausch evtl. defekter Teile. Kontaktieren Sie hierfür Ihren Fachhändler.

11 Begutachtung in der Schlafmedizin

Mit dem zunehmenden Wissen um die Schlafmedizin und ihre Bedeutung und auch mit der Erkenntnis über die Auswirkungen von Schlafstörungen auf das Tagesbefinden und die allgemeine Gesundheit gewinnt die Begutachtung in der Schlafmedizin einen wachsenden Stellenwert. Die Begutachtung dient der Einschätzung des Schweregrads der Erkrankung und der Beeinträchtigung der Leistungsfähigkeit der Betroffenen sowie eines möglichen Einflusses der schlafmedizinischen Erkrankung auf den Beruf. Von Bedeutung sind hierbei insbesondere die Leistungsminderungen im täglichen Leben und in der Berufswelt, die Erfassung von Folgeerkrankungen und die Risikoabschätzung bei der Tätigkeit in Gefahrberufen.

Wird ein Gutachten in Auftrag gegeben, so versucht der Gutachter mit möglichst objektiven Kriterien, den Schweregrad der Erkrankung und die Behandlungsfähigkeit festzulegen. Die Untersuchungsverfahren sind in **Übersicht 10** wiedergegeben.

Übersicht 10: Untersuchungsverfahren zur Begutachtung bei schlafmedizinischen Erkrankungen

- Krankengeschichte.
- Körperliche Untersuchung.
- Fragebogen zur Abschätzung der Müdigkeit.
- Tests zur Erfassung von Aufmerksamkeit (sog. Vigilanz-Tests).
- Untersuchungen im Schlaflabor.
- Ggf. weitere Untersuchungen des Herz-Kreislauf-Systems wie Elektrokardiogramm (EKG), Ultraschall des Herzens, Fahrradbelastung, Röntgenaufnahmen, Lungenfunktion, Blutgasanalyse.

Gesetzliche Unfallversicherung

Die gesetzliche Unfallversicherung regelt das Unfallrecht und das Berufskrankheitenrecht. Hierunter werden also Erkrankungen gewertet, die als Berufskrankheiten anzuerkennen sind oder die im Rahmen von Arbeits- oder Wegeunfällen entstanden sind. Das bedeutet, dass der Betroffene seine Erkrankung im Rahmen seiner beruflichen Tätigkeit erworben hat oder andererseits die Erkrankung in die gültige Berufskrankheitsliste aufgenommen wurde. Eine obstruktive Schlafapnoe kann dann im Rahmen der gesetzlichen Unfallversicherung Bedeutung erlangen, wenn als Folge eines Arbeits- und Wegeunfalls z. B. eine Verletzung der oberen Atemwege aufgetreten ist, die wiederum eine obstruktive Schlafapnoe auslöst. Eine Berufskrankheit kann auch bspw. durch organische Lösungsmittel hervorgerufen werden, wenn diese zu Veränderungen am Gehirn geführt haben, die wiederum Müdigkeit, Schläfrigkeit oder eine Schlafapnoe auslösen. Kommt das Gericht dann zu der Überzeugung, dass eine Berufskrankheit vorliegt, so steht dem Betroffenen eine Entschädigung zu.

Eine Vielzahl von Schlafstörungen können zu Müdigkeit führen, so die Insomnien, die Auswirkung auf die Tagesbefindlichkeit haben, ebenso natürlich alle Formen von Hypersomnien, einschließlich der schlafbezogenen Atmungsstörungen und der schlafbezogenen Bewegungsstörungen wie das Restless-Legs-Syndrom und das Periodic Limb Movement-Syndrom. Diese können Auswirkungen auf die Erwerbsfähigkeit des Betroffenen haben.

Minderung der Erwerbsfähigkeit

Liegt eine Berufskrankheit oder ein beruflich bedingter Unfall vor, so kann auf der Basis eines Gutachtens die Minderung der Erwerbsfähigkeit (MdE) festgelegt werden. Als Grenzwert für die Entschädigung gilt eine Minderung der Erwerbsfähigkeit von 20. Hierbei bedeutet eine Minderung der Erwerbsfähigkeit von 0, dass keine Einschränkung der Erwerbsfähigkeit vorliegt, eine MdE von 100 stellt die maximal mögliche Einschränkung dar. Liegt eine nur leichte obstruktive Schlafapnoe ohne Notwendigkeit einer Behandlung vor, so ist die Minderung der Erwerbsfähigkeit (MdE) bzw. der Grad der Behinderung (GdB) mit 0 bis 10 festzulegen. Liegt demgegenüber jedoch eine Schlafapnoe mit der Notwendigkeit einer Behandlung (insbesondere Beatmungsbehandlung) vor, so ist die MdE/GdB mit 20 festzulegen. Ist ein schwerer Befund vorhanden und eine Behandlung nicht durchführbar, beträgt die MdE/GdB mindestens 50.

Rentenrecht und Berufsunfähigkeit

Eine *Berufsunfähigkeit* liegt dann vor, wenn die Fähigkeit des Betroffenen, seinen Beruf auszuüben, aufgrund der Erkrankung auf weniger als die Hälfte einer gesunden Vergleichsperson reduziert ist. *Erwerbsunfähigkeit* bedeutet, dass aufgrund einer Erkrankung der Betroffene dauerhaft nicht mehr regelmäßig mehr als nur geringfügige Einkünfte durch Erwerbsfähigkeit erreichen kann. Die volle Erwerbsminderungsrente erhält ein Erkrankter dann, wenn er nur noch weniger als 3 Stunden/Tag arbeiten kann. Eine halbe Erwerbsminderungsrente wird zuerkannt, wenn er 3–6 Stunden arbeiten kann. Wer mindestens 6 Stunden am Tag arbeiten kann, hat keinen Rentenanspruch.

Die Schlafapnoe ist in der Regel eine gut zu behandelnde Erkrankung. Die Behandlung gilt als zumutbar. Vor diesem Hintergrund wird eine Erwerbsminderungsrente bei der Schlafapnoe nur in den seltensten Fällen zuerkannt. Demgegenüber gibt es schlafmedizinische Erkrankungen, die zu einer deutlichen Tagesmüdigkeit führen können, ohne dass diese durch eine Therapie nennenswerte Besserung erfährt. Bestehen diese – z. B. eine Narkolepsie – so kann es trotz bestmöglicher Therapie möglich sein, dass Erwerbsminderung ausgesprochen werden muss.

Schwerbehindertengesetz

Das Schwerbehindertengesetz dient dazu, Behinderten Hilfe und einen Ausgleich für die Nachteile anzubieten, die sie durch ihre Erkrankung und Schädigung erleiden. Dabei ist es gleichgültig, welche Ursache zugrunde liegt. Der Gutachter hat hier anzugeben, welche Erkrankungen bestehen und wie das Gesamtmaß des Grades der Behinderung aussieht. Eine Minderung von 50 und mehr (Schwerbehinderung) kann nur angenommen werden, wenn die Gesamtauswirkungen der verschiedenen Funktionsbeeinträchtigungen so erheblich sind wie vergleichbare Behinderungen, die für sich allein genommen bereits einen GdB von 50 ausmachen. In der Praxis wird bei der Begutachtung des Gesamtgrades der Behinderung meistens von der Funktionsbeeinträchtigung ausgegangen, die den höchsten Einzel-GdB bedingt. Zusätzlich werden weitere Funktionsbeeinträchtigungen geprüft, um zu entscheiden, ob und inwieweit hierdurch das Ausmaß der Behinderung größer wird. Für die meisten Schlafapnoe-Patienten wird das Schwerbehindertengesetz nicht bedeutsam sein. Im Einzelfall kann jedoch als Folge einer Schlafapnoe Schwerbehinderung bestehen, wenn diese z. B. nicht behandelbar ist und gleichzeitig als Folge der Erkrankung Herz-/Kreislaufschäden – wie ein Schlaganfall oder Herzinfarkt – aufgetreten sind.

Welchen Vorteil hat der Schwerbehindertenausweis?

Ein Schwerbehindertenausweis soll dazu dienen, dass einige der durch die Erkrankung und Behandlung entstandenen Nachteile ausgeglichen werden. Erst ab einem Grad der Behinderung von 50 und mehr wird der Ausweis ausgestellt und sind Vergünstigungen zu erwarten:

- Erhöhter Kündigungsschutz am Arbeitsplatz: Bevor die Kündigung ausgesprochen werden kann, muss die Zustimmung des Integrationsamtes eingeholt werden.
- Anspruch auf Teilzeitbeschäftigung.
- Hilfen zur Einrichtung eines behindertengerechten Arbeitsplatzes.
- Anspruch auf Zusatzurlaub; Lehrer erhalten eine Ermäßigung der wöchentlichen Schulpflichtstunden (in Abhängigkeit von der Höhe des GdB).
- Steuererleichterungen.
- Vergünstigung bei der Benutzung öffentlicher Verkehrsmittel und Einrichtungen.
- Ab einem GdB von 80 bzw. 70 mit Merkzeichen G (erhebliche Gehbehinderung) können Kraftfahrzeugkosten für Privatfahrten als außergewöhnliche Belastungen bei der Steuer geltend gemacht werden.
- Ab einem GdB von 80 gibt es Freibeträge beim Wohngeld.

Neben einem steuerlich geltend zu machenden Pauschbetrag können auch alle anderen außergewöhnlichen Belastungen geltend gemacht werden.

Wer legt den Grad der Behinderung fest?

Die Feststellung des Grades der Behinderung wird nicht durch den behandelnden Arzt, sondern durch das Versorgungsamt und die versorgungsamtsärztliche Untersuchungsstelle getroffen und erfolgt nur auf Antrag durch den Betroffenen selbst. Der ärztliche Dienst des Versorgungsamtes entscheidet, ob die von den behandelnden Ärzten angeforderten Unterlagen zur Beurteilung ausreichen, oder ob noch eine ärztliche Untersuchung notwendig ist.

12 Fahrerlaubnis und Versicherungsschutz

12.1 Fahrerlaubnis

Eines der Kardinalsymptome der obstruktiven Schlafapnoe ist die vermehrte Müdigkeit am Tag. Tagesschläfrigkeit ist ein Risikofaktor für Verkehrsunfälle. Laut Unfallstatistik waren im Jahre 2005 mindestens 1.700 Unfälle auf Sekundenschlaf zurückzuführen. Nach Angaben der Bundesanstalt für Straßenwesen ist Übermüdung die zweithäufigste Ursache für LKW-Unfälle. Mehrere Untersuchungen konnten aufzeigen, dass Patienten mit einer obstruktiven Schlafapnoe eine 7-fach höhere Unfallrate haben als Nichtbetroffene. Vor diesem Hintergrund wurde am 15. Juni 2007 die Verordnung für die Zulassung von Personen zum Straßenverkehr (Fahrerlaubnisverordnung) in Bezug auf Schlafstörungen ergänzt.

Grundsätzlich müssen alle Bewerber um die Fahrerlaubnis die hierfür notwendigen körperlichen und geistigen Anforderungen erfüllen. Sind diese Voraussetzungen nicht gegeben – so z. B. bei einer vermehrten Tagesmüdigkeit – wird die Fahrerlaubnis nicht erteilt, oder es kann zur Entziehung der Fahrerlaubnis nach § 11 Abs. 1 und § 46 der Fahrerlaubnisverordnung kommen. Besonders strikt wird dies für LKW-, Bus- und Taxifahrer gehandhabt. Diese müssen regelmäßig ihre Fahrerlaubnis verlängern lassen und hierzu einen Nachweis ihrer Fahrtauglichkeit erbringen. Unterbleibt der Nachweis, so verfällt die Fahrerlaubnis. Hierbei muss diese Personengruppe vom Arzt auch regelmäßig auf das Vorliegen typischer Symptome von Schlafkrankheiten befragt werden.

Sollte es bei einem chronisch Müden zu einem Verkehrsunfall gekommen sein, steht dem Beschuldigten ein gesetzliches Schweigerecht zu. Grundsätzlich ist zu betonen, dass jeder, der am Straßenverkehr in übermüdetem Zustand teilnimmt, eine Sorgfaltspflichtverletzung begeht. Liegen Ermüdungsanzeichen vor, kann von grober Fahrlässigkeit ausgegangen werden. Dies kann strafrechtliche Konsequenzen einschließlich des Führerscheinentzugs nach sich ziehen. Ist dem Betroffenen sogar bekannt, dass er eine unbehandelte Schlafstörung hat, so kann von wissentlicher Tatbegehung und einem Vorsatzdelikt ausgegangen werden.

Fahrerlaubnis bei diagnostizierter Schlafstörung

Besteht eine unbehandelte Schlafstörung mit Tagesmüdigkeit, liegt nach Willen des Gesetzgebers grundsätzlich Untauglichkeit vor, ein Fahrzeug zu führen. Werden Betroffene bezüglich ihrer Schlafstörung behandelt und liegt keine messbar auffällige Tagesschläfrigkeit mehr vor, so kann wieder von bedingter Fahrtauglichkeit ausgegangen werden.

In der konkreten Situation bedeutet das, dass mit Diagnosestellung einer behandlungsbedürftigen schlafmedizinischen Erkrankung, die zur Tagesmüdigkeit führt, die Eignung zum Führen eines Fahrzeugs nicht mehr gegeben ist. Wird die Fahrerlaubnis – vorläufig – entzogen, darf ein Patient mit einer vermehrten Tagesmüdigkeit keine Fahrzeuge mehr im Straßenverkehr führen. Tut er dies trotzdem, droht eine Bestrafung wegen Fahrens ohne Fahrerlaubnis gemäß § 21 StVG. Um die Fahrerlaubnis wieder zu erlangen, muss ärztliche Hilfe in Anspruch genommen und eine Therapie durchgeführt werden. Anschließend muss dokumentiert werden, dass die schlafmedizinische Erkrankung effektiv behandelt und Tagesschläfrigkeit nicht mehr vorhanden ist. Dies ist in aller Regel nach einer Zeit von 3 bis 6 Wochen möglich. Darüber hinaus fordert der Gesetzgeber bei chronischen Schlafstörungen als Auflage, dass auch nach Beginn einer Therapie regelmäßige Kontrollen der Tagesschläfrigkeit bzw. Tagesleistungsfähigkeit durchgeführt werden. Das heißt, dass Betroffene dauerhaft in medizinischer Behandlung bleiben müssen.

12.2 Versicherungsschutz

Seit dem 01.01.2008 gilt das neue Versicherungsvertragsgesetz, das beschreibt, dass die Versicherungsleistung bei grob fahrlässiger Herbeiführung des Schadensfalls entsprechend dem Grad des Verschuldens des Versicherungsnehmers prozentual zu kürzen ist. Hierbei wird davon ausgegangen, dass in der Regel ein Fahrzeugführer, bevor er während der Fahrt einschläft, Ermüdungszeichen verspürt. Missachtet er solche Anzeigen, wird grundsätzlich vom Vorliegen grober Fahrlässigkeit ausgegangen. Schläft ein Fahrzeugführer trotz festgestellter Müdigkeit am Steuer ein, so stellt dies eine sogenannte mittlere grobe Fahrlässigkeit dar, so dass die Versicherung die Leistung um mindestens 50 % kürzen kann. Besteht jedoch eine schlafmedizinische Erkrankung mit Tagesmüdigkeit und wurde gegen ärztlichen Rat die Behandlung abgelehnt, so wird dies als gravierend grob fahrlässig bezeichnet und die Leistungskürzung der Versicherung beträgt mindestens 65 %. Der Leistungsanspruch kann sogar komplett entfallen, wenn bei messbar auffälliger Tagesschläfrigkeit die Fahrerlaubnisbehörde den Entzug des Führerscheins eingeleitet hat.

Im Unterschied hierzu ist jedoch ein Patient mit einer schlafmedizinischen Erkrankung, die bislang nicht bekannt war und für die es auch keine krankheitsbedingten Vorzeichen gab, nicht von einer Leistungskürzung bedroht.

Folgerungen

- Schlafmedizinische Erkrankungen dürfen nicht unterschätzt werden.
- Unbehandelte Erkrankte mit schlafmedizinischen Erkrankungen mit Tagsmüdigkeit dürfen nicht am Straßenverkehr teilnehmen.
- Das Führen eines Fahrzeugs in übermüdetem Zustand stellt eine Sorgfaltspflichtverletzung, bei Vorliegen von Ermüdungsvorzeichen sogar eine grobe Fahrlässigkeit dar und kann strafrechtliche Konsequenzen haben.
- Wird eine Schlafstörung behandelt und liegt keine messbar auffällige Tagesschläfrigkeit vor, besteht wieder die Eignung zum Führen eines Fahrzeugs.
- Regelmäßige ärztliche Kontrollen sind notwendig.
- Nichtberücksichtigung der Regelungen kann zur Freiheits- und Geldstrafe sowie Fahrverbot oder Entzug des Führerscheins führen.
- Nach dem Bußgeldrecht können Punkte im Verkehrszentralregister in Flensburg vergeben werden.
- LKW-, Bus- und Taxifahrer müssen vom Arzt regelmäßig nach dem Vorliegen typischer Symptome von Schlaferkrankungen befragt werden.

12.3 Müdigkeit am Steuer

Einschlafen am Steuer – und sei es auch nur ein Sekundenschlaf – kann katastrophale Auswirkungen haben. Müdigkeit schränkt die Leistungsfähigkeit und die Fahrtauglichkeit ebenso ein wie Alkohol: Die Konzentrationsfähigkeit lässt nach, die Reaktionszeit wird länger und die Rücksichtnahme nimmt ab.

Die beeinträchtigte Fahrleistung kann dramatische Folgen haben: Schätzungsweise ist jeder vierte tödliche PKW-Verkehrsunfall in Deutschland auf Einschlafen zurückzuführen. Die Bundesanstalt für Straßenwesen berichtet, dass mindestens bei jedem sechsten schweren Verkehrsunfall mit einem LKW die Übermüdung des Berufskraftfahrers Schuld ist.

Wie erkenne ich nun als Autofahrer rechtzeitig selbst, dass ich müde bin? Jeder Mensch hat individuelle Warnzeichen, die auf eine Müdigkeit hindeuten können. Mögliche Alarmzeichen sind:

- Beim Autofahren fallen Ihnen die Augen zu.
- Sie müssen wiederholt gähnen.
- Sie erschrecken plötzlich beim Autofahren (möglicherweise als Folge eines bereits stattgehabten Sekundenschlafs).
- Sie beginnen zu frieren.
- Sie haben Tagträume.
- Sie werden nervös oder aggressiv.
- Sie beginnen unscharf zu sehen.
- Die Augenlider werden schwer.
- Sie werden innerlich unruhig und haben den Drang, sich zu bewegen.
- Sie übersehen ein Straßenschild oder verpassen eine Ausfahrt.
- Sie fahren deutlich zu schnell oder deutlich zu langsam.
- Sie können die Spur nicht richtig einhalten.

Wenn solche Zeichen auftreten, müssen Sie unbedingt eine Pause einlegen. Müdigkeit bemerkt man, das Einschlafen nicht! Daher sind die Zeichen von starker Müdigkeit unbedingt konsequent zu beachten. Die im Volksmund benannten Tricks wie laut Radio hören oder Fenster öffnen sind letztlich wirkungslos.

Bei Auftreten von Müdigkeit muss die Fahrt also zwingend unterbrochen werden. Bestehen Müdigkeitszeichen, hilft eigentlich nur Schlafen. Falls Sie unterwegs sind, sollte der Beifahrer Sie ablösen. Wenn dies nicht möglich ist, sollte zumindest ein Kurzschlaf mit einer Schlafdauer von 10–20 Minuten durchgeführt werden. Dies kann zu einer solchen Erholung führen, dass die Leistungsfähigkeit so deutlich zunimmt, dass Weiterfahren anschließend möglich ist. Dabei ist allerdings zu bedenken, dass Kurzschlafepisoden zwar kurzfristig die Leistungsfähigkeit steigern, nicht aber den

12.3 Müdigkeit am Steuer

normalen Nachtschlaf ersetzen können. **Übersicht 11** gibt Tipps gegen Müdigkeit am Steuer.

Übersicht 11: Maßnahmen zur Reduktion von Müdigkeit am Steuer

- Autofahren sollten Sie nur, wenn Sie ausgeschlafen sind.
- Alkohol sollten Sie unbedingt meiden, zumal dieser die Müdigkeit verstärken kann.
- Sie sollten möglichst nicht in der zweiten Nachthälfte längere Strecken fahren.
- Legen Sie regelmäßig Pausen ein (z.B. alle 2 Stunden).
- Vermeiden Sie sehr lange Fahrten.
- Wechseln Sie sich regelmäßig mit dem Beifahrer ab und unterhalten Sie sich mit ihm.
- Nehmen Sie ruhig zwischendurch kleine Mahlzeiten mit Getränken ein.

13 Wie verhalte ich mich in meiner Umgebung?

13.1 Selbsthilfegruppen

Es gibt sehr viele Patienten mit einer obstruktiven Schlafapnoe oder einer anderen schlafmedizinischen Erkrankung. Das Prinzip Selbsthilfe beruht auf der Erkenntnis, dass Gemeinsamkeit stark macht. Wird ein Patient mit einer schlafmedizinischen Diagnose konfrontiert, kann es sein, dass eine Vielzahl von Fragen ungeklärt bleiben oder sich im Verlauf der Erkrankung erst ergeben. Gerade vor diesem Hintergrund kann die Anbindung an eine Selbsthilfegruppe Stützung und Stärkung geben. Die meisten Probleme sind dort ebenso bekannt wie Lösungsmöglichkeiten, und es kann in einer solchen Gruppe gelingen, mit der Erkrankung besser umzugehen. Krankheitsbedingte Ängste und Sorgen können besser überwunden werden und bei gestärktem Selbstwertgefühl kann es leichter werden, ein weitgehend normales Leben zu führen.

Selbsthilfegruppen treffen sich in regelmäßigen Abständen, besprechen Neuentwicklungen, auch auf politischer Ebene, und haben häufig kompetente ärztliche Berater. Schlafmedizinische Selbsthilfegruppen sind organisiert und können dadurch die Interessen der Betroffenen auch bei den politischen Spitzenverbänden besser geltend machen. Im Anhang finden Sie die Adressen verschiedener Selbsthilfegruppen und Fachgesellschaften.

13.2 Umgang in der Familie

Eine wichtige Aufgabe von Familienmitgliedern schlafmedizinisch erkrankter Patienten ist es zunächst, frühzeitig zu realisieren, dass unter Umständen eine behandlungsbedürftige schlafmedizinische Erkrankung vorliegt, da die Symptome häufig, wie z. B. bei der obstruktiven Schlafapnoe, den Betroffenen gar nicht bewusst sind. Die Unterstützungsleistung der Familie kann dann darin liegen, Betroffene dazu zu motivieren, sich ärztlich untersuchen zu lassen. Oftmals sind es gerade die Familienmitglieder, die im

Vorfeld der Diagnosestellung vom gestörten Schlaf oder lauten Schnarchgeräuschen beeinträchtigt waren. In der Zeit bis zur endgültigen Diagnosestellung sollten Betroffene nach Möglichkeit kein Auto fahren, insbesondere dann nicht, wenn im Vorfeld spontanes Einschlafen bestand. Auch Angehörigen muss die Bedeutung der Erkrankung bewusst sein, damit sie diese und auch die Therapie nicht belächeln. Dies betrifft auch spontane Einschlafepisoden. Hier sollte man den Betroffenen, wenn dies möglich ist, ruhig schlafen lassen, um den Schlafdruck zu reduzieren.

Nach Diagnosestellung und Therapieeinleitung gilt es, den Betroffenen dazu zu motivieren und darin zu unterstützen, die gewählte Behandlung konsequent fortzuführen. Hiervon profitieren sowohl der Betroffene (mit einer Besserung seines Befindens und langfristig mit der Reduktion der Wahrscheinlichkeit von Herz- und Kreislauf-Komplikationen), aber auch die Familienangehörigen. Diese müssen nun nicht mehr das Schnarchen hören, zudem haben sie es in aller Regel jetzt mit einem besser gelaunten und aktiveren Menschen zu tun. Bemerken Angehörige trotz Behandlung wieder eine Verschlechterung der Situation, z. B. eine vermehrte Einschlafneigung, eine zunehmende Depression oder vermehrtes Scharchen nachts, so sollte der Erkrankte überzeugt werden, rasch wieder ärztliche Hilfe zu suchen. Oftmals sind es nämlich gerade Familienangehörige, die eine Veränderung bemerken, während dem Erkrankten selbst die Störung oder die veränderte Tagesbefindlichkeit noch gar nicht bewusst ist.

13.3 Probleme bei Reisen

Die obstruktive Schlafapnoe ist eine Erkrankung, deren Therapie langfristig konsequent durchgeführt werden muss. Dies gilt selbstverständlich auch auf Reisen und im Urlaub. Reisen kann jedoch einige Probleme mit sich bringen, auf die man sich im Vorfeld sehr gut vorbereiten kann. CPAP-Geräte sind mittlerweile so klein, handlich und leicht, dass sie problemlos auf Reisen mitgenommen werden können. Bei Flugreisen empfiehlt sich die Mitnahme im *Handgepäck*. Einige Fluggesellschaften erlauben sogar die Nutzung des CPAP-Gerätes beim Flug, so dass auch bei Schlafphasen während des Fliegens Apnoen sicher verhindert werden können. In Flugzeugen ist die Luftfeuchtigkeit jedoch sehr gering, was von den meisten Schlafapnoe-Patienten schlechter toleriert wird. Es konnte zwar gezeigt werden, dass nicht alle CPAP-Geräte unter dem niedrigen Luftdruck in der Flugzeugkabine den Beatmungsdruck korrekt aufrecht erhalten können. Es ist jedoch sicher besser, ein Gerät mit einem evtl. zu niedrigen Druck zu benutzen, als gar keins. Die Frage der Druckkonstanz kann im Vorfeld des Fluges konkret mit dem Hersteller geklärt werden. Gegebenenfalls kann dieser dann ein Austauschgerät für den Flug zur Verfügung stellen.

Sicherheitshalber sei an dieser Stelle betont, dass für diejenigen, die ein CPAP-Gerät zur Verhinderung von Apnoen und Hypopnoen benötigen, die Gabe von Sauerstoff während des Fluges keine Alternative darstellt. Während des Fluges sollte natürlich alles, was die Neigung zu Apnoen im Schlaf verstärken kann, vermieden werden. Dies bedeutet, dass keine Beruhigungsmittel oder Alkohol eingenommen werden sollten.

Zum komplikationslosen Ablauf der Zollkontrollen empfiehlt es sich, eine *Zollbescheinigung* des Herstellers mitzuführen. Die Hersteller liefern in aller Regel mehrsprachige Bescheinigungen, denen zu entnehmen ist, dass es sich um ein medizinisch notwendiges Gerät handelt.

Bei Reisen sollte auch stets der *Patientenpass* mitgeführt werden, der zum einen eine Kurzbeschreibung des Gerätes liefern kann, zum anderen Daten über die Erkrankung und die Behandlung enthält. Dieser Patientenpass kann hilfreich sein bei den Zollkontrollen, aber auch für den Fall, dass ärztliche oder technische Hilfe im Ausland in Anspruch genommen werden muss.

Es sollte immer im Vorfeld geklärt werden, welche *Stromspannung* im Urlaubsland herrscht. Die meisten modernen CPAP-Geräte können ohne Umschalten an 100 bis 240 Volt betrieben werden, an einigen Geräten ist jedoch eine manuelle Umstellung zur Nutzung der veränderten Stromspannung notwendig. Sinnvoll sind in aller Regel auch *Reiseadapter*, um das Stromkabel an die entsprechende Streckdose anschließen zu können. Ein *Verlängerungskabel* kann hilfreich sein, falls sich kein Stecker am Bett befindet.

Für diejenigen Schlafapnoe-Patienten, die einen *Luftbefeuchter* benutzen, ist daran zu denken, dass im Urlaubsland die Trinkwasserqualität schlecht sein kann. Um Infektionserkrankungen zu vermeiden, sollte im Zweifel oder in hygienisch bedenklichen Situationen zur Befüllung des Luftbefeuchters steriles Wasser aus der Apotheke benutzt werden.

13.4 Freizeit und Sport

Schnarcher wie auch Patienten mit Schlafapnoe und anderen schlafmedizinischen Erkrankungen können und sollten sportlich aktiv sein. Sport am Abend ist aktivierend, so dass das Einschlafen erschwert sein kann. Deshalb empfiehlt sich, dass sportliche Aktivität idealerweise im Laufe des Tages bis spätestens nachmittags durchgeführt werden sollte. Sport, vor allem Ausdauersport, ist grundsätzlich für alle Patienten mit Schlafstörungen gut. Einerseits bewirkt der Sport eine Stabilisierung des Tag-/Nacht-Rhythmus, andererseits kann sportliche Aktivität bei Übergewichtigen zur Gewichtsreduktion führen, wodurch die schlafmedizinische Erkrankung und insbesondere eine obstruktive Schlafapnoe gebessert werden können.

Auch spricht nichts gegen das Ausüben oder Beibehalten von Freizeitaktivitäten. Hier ist nur darauf zu achten, dass Tätigkeiten, bei denen Wachheit und Konzentration gefordert sind, unter Umständen nur inadäquat durchgeführt werden können, solange keine effektive Behandlung eingeleitet wird. Manche Freizeitaktivitäten, wie Theater- oder Kinobesuche, werden erst mit Therapie wieder möglich, wenn z. B. Restless-Legs im Vorfeld längeres ruhiges Sitzen unmöglich gemacht haben.

Erklärung von Fachausdrücken

AASM: American Academy of Sleep Medicine; amerikanische Fachgesellschaft für Schlafmedizin.

Apnoe: Atemstillstand. Dieser ist definiert als eine Verringerung des Atemflusses um mehr als 75 % über mindestens 10 Sekunden.

Apnoe-Index: Anzahl der Apnoen von mehr als 10 Sekunden Dauer, berechnet als Durchschnittswert je Stunde Schlafzeit.

Arousal: Zentral-nervöse Weckreaktion. Arousals können an Veränderungen in der Hirnstromkurve (EEG) erkannt werden.

Arterielle Hypertonie: Bluthochdruck im großen Kreislauf.

Compliance: Bereitschaft; Mitarbeit eines Patienten beim diagnostischen und therapeutischen Vorgehen.

DGSM: Deutsche Gesellschaft für Schlafforschung und Schlafmedizin.

EEG: Elektroenzephalogramm, Hirnstromkurve.

EMG: Elektromyogramm, Muskelstromkurve. Hierbei handelt es sich um die aufgezeichneten Aktionspotentiale der Muskeln durch Ableitung von der Hautoberfläche oder vom Muskel selbst.

EOG: Elektrookulogramm. Aufzeichnung der Augapfelbewegungen.

ESS: Epworth Sleepiness Scale. Dieser Fragebogen ist international eingeführt und validiert und eignet sich zur Erfassung von Tagesschläfrigkeit.

Exspiration: Ausatmung.

GdB: Grad der Behinderung. Begriff aus dem deutschen Schwerbehindertenrecht. Maßeinheit für den Grad der Beeinträchtigung durch eine Behinderung. Berücksichtigt wird eine Beeinträchtigung in allen Lebensbereichen.

Herzinsuffizienz: Unzureichende Funktion des Herzens. Das Herz ist nicht mehr imstande, eine der Anforderung entsprechende Förderleistung zu erbringen.

Hypersomnie: Vermehrte Schläfrigkeit, erhöhter Schlafbedarf; Tagesschläfrigkeit. Die Beschwerden sind gekennzeichnet durch die regelhaft auftretende Unfähigkeit, sich unter reizarmen Bedingungen wach zu halten.

Hypertonie: Bluthochdruck. Blutdruckwerte von ≥ 140/90 mm Hg gelten als zu hoch oder hypertensiv.

Hypopnoe: Verringerung des Atemflusses um mehr als 50 % und weniger als 75 % des Ausgangswertes über mindestens 10 Sekunden.

Hypopnoe-Index: Anzahl der Hypopnoen von mehr als 10 Sekunden Dauer, berechnet als Durchschnittswert je Stunde Schlafzeit.

Hypoventilation: Verminderte Atmung, die zu einem Anstieg der Kohlendioxid-Konzentration im Blut führen kann.

ICSD: International Classification of Sleep Disorders. In dieser Klassifikation (die aktuelle 2. Ausgabe stammt aus dem Jahre 2005), die von einer Kommission der AASM erstellt wurde, sind die aktuell bekannten schlafmedizinischen Erkrankungen aufgeführt, definiert und klassifiziert.

Insomnie: Schlaflosigkeit; Ein- und Durchschlafstörungen.

Inspiration: Einatmung.

KHK: Koronare Herzerkrankung. Erkrankung des Herzens, die auf eine Verkalkung der herzversorgenden Gefäße zurückzuführen ist.

MdE: Minderung der Erwerbsfähigkeit. Rechtsbegriff aus dem Bereich der gesetzlichen Unfallversicherung

MSLT: Multiple Sleep Latency Test; Multipler Schlaflatenztest. Dieser Test bewertet die Fähigkeit, einschlafen zu können.

MWT: Maintenance of Wakefulness Test; Multipler Wachbleibetest. Dieser Test misst die Fähigkeit, sich wach zu halten.

Neural: Durch Nerven bedingt.

Non-REM-Schlaf: Zusammenfassender Begriff für Leicht- und Tiefschlaf.

OSA: Obstruktive Schlafapnoe.

Pcrit: Kritischer Verschlussdruck. Dieser ist definiert als der Druck im Pharynx, der aufgewandt werden muss, um einen Verschluss der oberen Atemwege und damit eine obstruktive Apnoe zu verursachen.

Pharynx: Schlund/Rachen.

PLMS: Periodic Limb Movement Syndrome; Syndrom der periodischen Beinbewegungen.

Polygrafie: Verfahren zur Messung von Herz-Kreislauf- und Atmungsparametern und der Körperlage unter Verzicht auf die Schlafmessung; vor allem zum Erfassen von schlafbezogenen Atmungstörungen.

Polysomnografie: Standardverfahren zur Erfassung schlafmedizinischer Erkrankungen durch objektive Messung des Schlafes.

Pulmonal-arterielle Hypertonie: Erhöhte Blutdruckwerte im sogenannten kleinen Kreislauf, also in den Arterien, die die Lunge durchbluten.

REM-Schlaf: Paradoxer Schlaf; Traumschlaf. Schlafstadium, benannt nach den für dieses Stadium charakteristischen raschen Augenbewegungen (REM = rapid eye movement).

RERA: Respiratory Effort Related Arousal. Weckreaktion im Gehirn während des Schlafes, die auf zu starke und vermehrte Atemanstrengungen zurückgeführt werden kann. Können bei Patienten mit obstruktiver Schlafapnoe auftreten.

RLS: Restless-Legs-Syndrom.

SOREM: Sleep Onset REM. Bezeichnet den vorzeitigen Beginn von REM-Schlaf (innerhalb von 10 Minuten nach Schlafbeginn).

SSS: Stanford Sleepiness Scale. Misst das Ausmaß der aktuellen subjektiv erlebten Tagesschläfrigkeit.

Vigilanz: Wacheit; im Gegensatz zu Schlaf oder Schläfrigkeit.

Zirkadian: Über den Tag verteilt, tagesrhythmisch.

ZSA: Zentrale Schlafapnoe.

Adressen

Selbsthilfeorganisationen

Es besteht ein breites Angebot an Selbsthilfeorganisationen; einige sind nachfolgend aufgeführt. Besonders sei auch auf die Zeitschrift »das Schlafmagazin« (www.dasschlafmagazin.de) verwiesen. Sie ist die erste unabhängige Patientenzeitschrift, die über Schlafprobleme informiert, insbesondere über Schnarchen, Schlafapnoe, RLS, Narkolepsie, Fatigue und Schlaflosigkeit. Neben Informationen über neue Diagnose- und Therapieverfahren vermittelt sie aktuelle wissenschaftliche Erkenntnisse über das Thema »Schlaf und Schlafstörungen jeglicher Art«. Vor allem aber will sie den Patienten ein Forum zur Darstellung und Diskussion ihrer Fragen und Probleme sein.

Bundesverband Schlafapnoe Deutschland (BSD) e. V.
Vorsitzender: Siegward H. Grahner
Kettelerstr. 54
58099 Hagen
Tel.: 02331 / 667 80
Fax: 02331 / 667 90
E-Mail: info@bsd-web.de
E-Mail: S.Grahner@bsd-web.de
Internet: www.bsd-web.de

RLS e. V. Deutsche Restless Legs Vereinigung
Schäufeleinstr. 35
80687 München
Tel.: 089 / 550 288 80
Fax: 089 / 550 288 81
E-Mail: RLS_eV@t-online.de
Internet: www.restless-legs.org

Deutsche Narkolepsie-Gesellschaft e. V.
Bundesverband (DNG)
Wilhelmshöher Allee 286
34131 Kassel
Tel.: 0561 / 400 907 04
Fax: 0561 / 400 907 06
E-Mail: DNG-Geschaeftsstelle@t-online.de
Internet: www.dng-ev.org/

Internet-Selbsthilfegruppe Der Narkoleptiker
Internet: www.dernarkoleptiker.de

Narkolepsie Deutschland e. V.
Schlaf-Wach-Regulationsstörungen-Selbsthilfe
Postfach 41 04 22
34066 Kassel
E-Mail: c.lichtenberg@narkolepsie-deutschland.de
Internet: www.narkolepsie-deutschland.de

VdK-Fachverband Schlafapnoe/Chronische Schlafstörungen
Sprecher: Reinhard Müller
Wurzerstr. 4a
53175 Bonn
Tel.: 0228 / 820 93-0
Fax: 0228 / 820 93-46
E-Mail: info@vdk-schlafapnoe.de
Internet: www.vdk-schlafapnoe.de/

GSD Gemeinnützige Selbsthilfe Schlafapnoe
Deutschland e. V.
Auf dem Felde 3
31675 Bückeburg
Tel.: 05722 / 27 02 40
E-Mail: gsdschlafapnoe@aol.com
Internet: www.gsdschlafapnoe.de

Schlafapnoe e. V.
Am Burgholz 6
42349 Wuppertal
Tel.: 0202 / 40 89 17
Fax: 0202 / 408 764 6
Internet: www.schlafapnoe-online.de

Deutsche Arbeitsgemeinschaft Selbsthilfegruppen
Friedrichstr. 28
35392 Gießen
Tel.: 0641 / 994 561 2
Fax: 0641 / 994 561 9
E-Mail: dagshg@gmx.de
Internet: www.dag-shg.de

Österreich

Österreichische Gesellschaft für Schlafmedizin und Schlafforschung/ÖGSM
www.schlafmedizin.at
sekretariat@schlafmedizin.at

Selbsthilfegruppe Schlafapnoe Österreich
www.schlafapnoe.at
shg@schlafapnoe.at

Österreichische Narkolepsie Gesellschaft
www.narkolepsie.at

Schweiz

Schweizerische Narkolepsie Gesellschaft
www.narcolepsy.ch

Schlafapnoe SHG Bern-Freiburg
Beatrice D'Andrea
Blüemlisalpweg 42
3123 Belp
Tel.: +41 (0)31 819 50 13
fam.dandrea@bluewin.ch
www.schlafapnoe-selbsthilfe.ch
(Die Homepage der gesamten Organisation ist www.schlafapnoe-selbsthilfe.ch, dort sind sämtliche Zweigstellen des Landes aufgeführt.)

Fachgesellschaften

Deutsche Gesellschaft für Schlafforschung und Schlafmedizin
DGSM
HEPHATA-Klinik
Schimmelpfenngstr.
34613 Schwalmstadt-Treysa
Tel.: 06691 / 27 44
Fax: 06691 / 28 23
E-Mail: dgsm.mayer@t-online.de
Internet: www.dgsm.de

Geschäftsstelle der Deutschen Gesellschaft für Pneumologie und Beatmungsmedizin e. V.
Prof. Dr. med. Michael Pfeifer
Geschäftsführer der DGP als Vertretungsberechtigter
Postfach 1237
59355 Werne
Tel.: 02389 / 52 75 27
Fax: 02389 / 52 75 22
E-Mail: info@pneumologie.de

Europäische Pneumologische Gesellschaft
European Respiratory Society
4, Ave Sainte-Luce
CH-1003, Lausanne
Switzerland
Tel.: +41 21 213 01 01
Fax: +41 21 213 01 00
E-Mail: info@ersnet.org

Deutsche Gesellschaft für Zahnärztliche Schlafmedizin (DGZS)
Geschäftsstelle der DGZS
Alte Jakobstr. 77
10179 Berlin
Tel.: 030 / 28 44 99-30
Fax: 030 / 28 44 99-31

Arbeitsgemeinschaft für angewandte Schlafmedizin e. V.
Uthmannstr. 8
58452 Witten
E-Mail: info@afas-ev.de
Internet: www.afas-ev.de

Deutsche Gesellschaft für Neurologie
Geschäftsführer: Dr. Thomas Thiekötter
Reinhardtstr. 14
10117 Berlin
Tel. 030-531437930
Fax:030-531437939
Email: busse@dgn-berlin.org
Internet: www.dgn.org

Schlaflabore in Deutschland

Mit Stand 05.07.2010 sind in Deutschland insgesamt 324 Laboratorien von der Deutschen Gesellschaft für Schlafforschung und Schlafmedizin (DGSM) akkreditiert. Die Website der DGSM – http://www.dgsm.de (oder auch http://www.charite.de/dgsm/dgsm) – bietet umfassende Fachinformation zum Thema Schlaf sowie eine vollständige und kontinuierlich aktualisierte Auflistung der Schlaflabore und deren Adressen. Sie finden diese in der Navigationsleiste unter »Schlaflabore«.

Literaturauswahl

American Academy of Sleep Medicine (Hrsg.) (2008): Das AASM-Manual zum Scoring von Schlaf und assoziierten Ereignissen – Regeln, Technologie und technische Spezifikationen. Steinkopff-Verlag, Heidelberg.

Fietze, Ingo und *Herold, Thea* (2006): Der Schlafquotient. Gute Nächte – Wache Tage. Verlag Hoffmann und Campe, Hamburg.

Happe, Svenja und *Walther, Björn Wito* (2009): Schlafmedizin in der Praxis – Die internationale Klassifikation der Schlafstörungen in Fallberichten. Verlag ecomed Medizin, Landsberg.

Hein, Holger und *Kirsten, Detlev* (2006): Schlafapnoe und Heimbeatmung – 171 Fragen und Antworten. Dustri-Verlag Dr. Karl Feistle, München-Deisenhofen.

Peter, Helga, Penzel, Thomas und *Peter, Jörg Hermann* (2007): Enzyklopädie der Schlafmedizin. Springer Verlag, Heidelberg.

Zulley, Jürgen (2008): So schlafen Sie gut! Zabert Sandmann Verlag, München.

Schlafmedizinische Zeitschriften

Sleep Research Online, Publikation von WebSciences im Verbund mit der World Federation of Sleep Research Societies

Sleep, Publikationsorgan der Sleep Research Society und der American Academy of Sleep Medicine, Associated Professional Sleep Societies, Westchester, IL, USA

Journal of Sleep Research, Publikationsorgan der European Sleep Research Society, Verlag: Wiley-Blackwell

Sleep Medicine Reviews, Verlag: Elsevier

Sleep Medicine, Publikationsorgan der World Association of Sleep Medicine und der International Pediatric Sleep Association, Verlag: Elsevier

Sleep and Biological Rhythms, Verlag: Wiley-Blackwell

Sleep and Breathing, Verlag: Springer

Somnologie – Schlafforschung und Schlafmedizin, Publikationsorgan der DGSM und der ÖGSM, Verlag: Springer

Pneumologie – Zeitschrift für Pneumologie und Beatmungsmedizin, Publikationsorgan der Deutschen Gesellschaft für Pneumologie und Beatmungsmedizin e. V. und des Bundesverbandes der Pneumologen, Verlag: Thieme